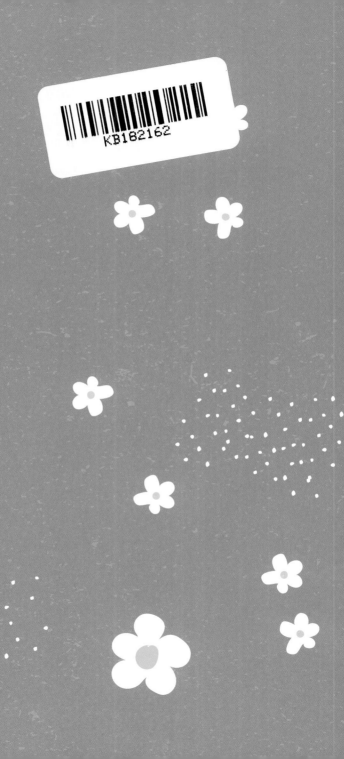

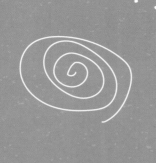

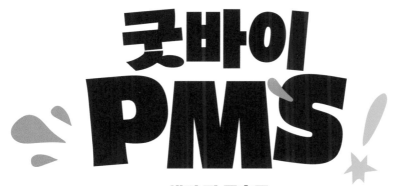

굿바이 PMS

생리 전 증후군

알리고, 받아들이고, 죄책감에서 벗어나기

레슬리 그라노 글
에브 장티옴 그림
김자연 옮김

라라

목차

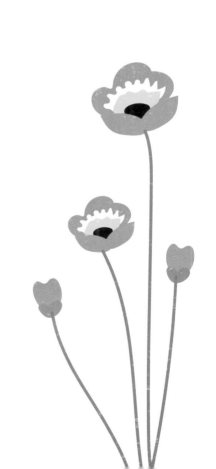

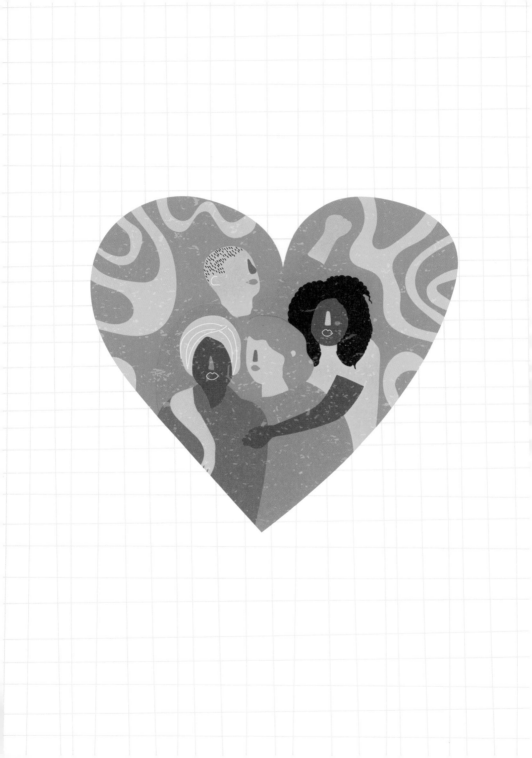

들어가며

"대체 뭐가 문제야, 너 혹시 그날이야?" 이 유명하고 열받는 질문을 받아보지 않은 사람이 있을까? 물론 있다. 바로 내 남자 사람 친구들! 이야기가 나왔으니 한번 속 시원하게 말해 보자. 그래, 문제가 있는 게 맞고 나 생리한다! 그럼 이제 무슨 이야기를 할까? 당신은 아마도 내 생리컵 속에 들어 있는 핏덩이의 크기나, 생리가 시작되기 며칠 전부터 내가 얼마나 지구를 다 부수고 싶은지, 더불어 나까지 없애고 싶은 기분이 무엇인지 궁금할 것이다. 아니면 어젯밤 TV 광고에서 본 귀여운 고양이와, 그 고양이 때문에 내가 20분이나 눈물 흘린 이야기를 해도 될 것 같다.

어쨌든 할 이야기는 아주 많다는 사실!

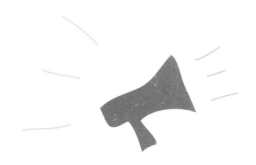

생리를 하기 전에 내가 겪는 증상에 대해 아무리 말해도 주치의나 주변 사람들은 심각하게 받아들이지 않았다. 특히 내 안에 떠다니는 질문에 대해 어떤 답도 얻지 못하는 상황이 너무 지긋지긋했다. 그래서 인스타그램 계정 @SPM-tamère를 만들었다. 내가 느낀 어려움을 몇 년 동안이나 명확하게 설명할 수 없었고, 아무도 내 질문에 대한 답을 가지고 있지 않았다. 이 의사, 저 의사 가리지 않고 진찰을 받으러 다녔다. 하지만 그럴 때마다 내가 지나치게 감정적이고, '엉엉' 울어대며, 내면이 단단하지 않은데다, 너무 민감하다는 '진단'을 받았다. 그 어떤 의사도 생리 전 증후군에 대해 언급하지 않았다.

물론 학교에서 생식기관의 역할이나 생리의 의미에 대해 가르치기는 한다. 하지만 그건 개괄적일 뿐, 우리가 살아가는 동안 생리가 우리 몸에 어떤 영향을 미치는지는 도무지 배운 적이 없다.

생리 전 증후군이라는 주제는 오랜 시간 터부시되었다. 그러나 이제는 점점 더 많은 사람이 이 주제에 관심을 가지고 다가설 수 있게 되었다. 나와 인터넷 활동가 동료들이 그런 물음에 조금이라도 도움을 주고 있다고 생각해 보려 한다. 드디어 생리 전 증후군을 단순한 건강 문제로 생각할 수 있게 되었음에도, 이 문제의 중요성을 따지고 평가하는 것은 여전히 정치적인 일로 받아들여진다.

그러면 이쯤에서 이런 생각이 들 수도 있다. 생리 전 증후군과 생리에 관한 문제들이 요즘 유행하는 토론 주제인가? 그렇기도 하고 아니기도 하다.

내가 학교 다닐 때만 해도 성교육이나 생리에 관한 내용은 교과서에서 부수적으로 다루는 것, 혹은 뒷전으로 미뤄도 괜찮은 것으로 치부되었다. 클리토리스나 여성의 생식기 질환에 대한 언급은 아예 없었다. 내가 처음으로 자궁내막증에 대해 알게 된 나이가 스물여섯 살 무렵이다. 그리고 그 대단한 클리토리스에 대해 알게 된 것도 결코 이른 나이가 아니었다. 클리토리스와 생리는 어떤 관계가 있을까? 그 둘은 알고 보면 참 미스터리하다.

그래서 인터넷과 SNS의 역할이 아주 중요하다. 어떤 이들은 그저 '유행'이라고 말하지만, 그곳만큼 자유로운 발언을 효과적으로 빠르게 확산하는 곳은 없다.

2017년, 성폭력 피해자들이 목소리를 낸 '#미투 운동'이 시작되었다. 그리고 많은 사람이 이를 커다란 해방으로 받아들였다.

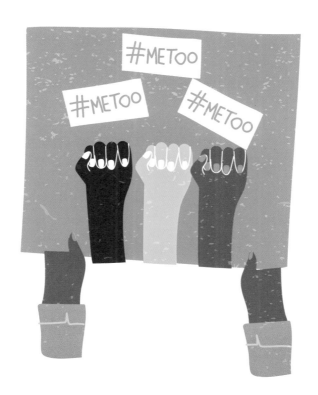

개인적으로 나는 미투 운동을 겪으며 안도했다. 여자로 살면서 처음으로 내가 겪은 기분 나쁜 일들에 대해 자유롭게 말할 수 있다고, 혼자가 아니라고 느꼈기 때문이다. 미투 운동은 우리의 생각을 자유롭게 표현할 수 있도록 그 가능성을 열어 주었다. 더 나아가 무엇보다도 성희롱이든, 여성들이 직장이나 공공장소에서 겪는 배려 부족이든, 여성이라 정의한 사람들이 겪는 건강의 문제를 외면하는 것이든, 우리가 경험한 일에 대해 말할 권리가 있음을 자각하게 해주었다. 미투 운동을 시작으로 페미니즘적인 움직임이 시작되었다. 더욱 성숙한 성에 대한 권리, 임신과 산욕기에 관한 문제들, 피임 방법과 관련한 문제들… 우리가 나눌 이야기는 끝이 없다.

이런 위대한 해방 시대에 태어난 @SPMtamère는 나의 가장 자랑스러운 프로젝트다. 생리 전 증후군이라는 주제를 자유롭게 이야기하는 데에 나름대로 기여했다고 생각하기 때문이다.

이 책은 내가 조금 더 어렸을 때, 몸이 나에게 가했던 고통에 대해 아무도 설명해주지 못하던 때에 있었으면 더 좋았을 도구이다. 여전히 자신의 고통에 대한 이해도, 응원도 얻지 못한 나의 모든 아델피아[1](adelphes. '자궁'을 뜻하는 고대 그리스어 ἀδελφός에서 유래한 단어로, 남성과 여성이라는 기존의 이분법적인 성별 구분에서 벗어나 형제와 자매들을 지칭할 때 쓰임—옮긴이)들에게 선물할 수 있다면 더없이 좋을 책이다.

이 책이 여러분에게 어느 정도 대답을 가져다 주기를, 특히나 이 책을 다 읽고 난 뒤 PMS라는 안개 속에서 조금 덜 외롭다고 느낄 수 있으면 좋겠다.

레슬리 Leslye

---

1. '여성 연대(sororité)'라는 용어의 한계를 없애고자 이 단어를 사용했다. 남성과 여성이라는 이분법적 성별 정의를 따르지 않는 논바이너리, 생물학적 성별과 사회적 성별이 다른 트랜스젠더 남성 및 여성, 그리고 LGBTQIA+ 커뮤니티 등 다른 젠더 정체성을 가진 이들까지 아우르기 위해서다.

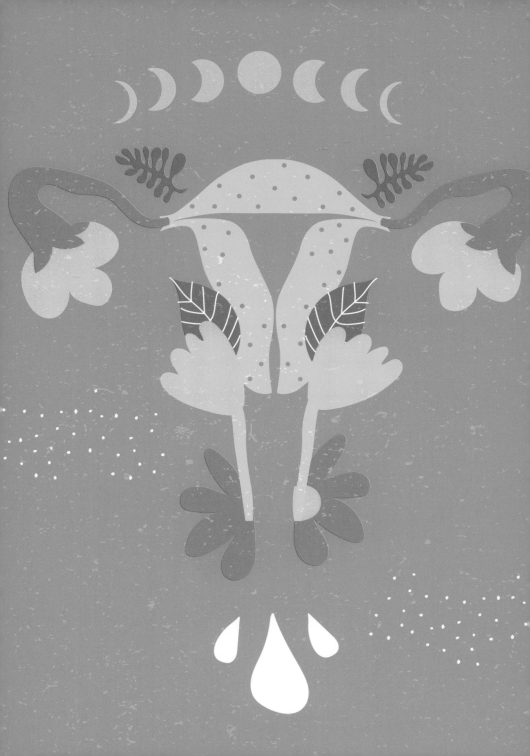

해부학적
질문

PMS에 관해 이야기하고, 이해하고, 줄일 수
있는 방법을 찾고 함께 살아가기 위해서는
기초부터 다시 시작해야 한다.
간단한 해부학 수업과 생리 주기의 개념에
대한 복습은 필수다.

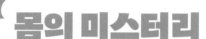

몸의 미스터리

생물 시간에 배운 내용을 기억하는가? 나이가 조금 있는 독자들이라면 주로 소 눈알이나 개구리 해부도를 떠올릴 테지만 인간의 생식기관과 관련한 내용도 분명 배운 적이 있을 것이다. 지금부터는 생리를 하는 이들의 생식기관에 대해 한번 알아보자.

요약해 보면 생리를 하는 사람들은 두 개의 난소, 두 개의 나팔관, 두 개의 난관강 등 자궁 주위에 조직된 '대칭 시스템'을 가지고 있다. 그 외에 자궁경부, 질, 외음부가 존재한다.

생식에 있어 구심점 역할을 하는 난모세포는 우리가 엄마 배 속에 있을 때 난소 안에 만들어진다. 5개월 된 태아는 약 6백만 개에서 7백만 개의 난모세포를 가지고 있다. 하지만 태어났을 때는 1백만 개에서 2백만 개 정도만 남으며, 사춘기가 되면 40만 개 정도가 남는다. 이를 '난소 예비력'이라고 부른다.

매달 난포(동물의 내분비샘 조직에서 다수의 세포가 모여 이루어진 닫힌 주머니 모양의 구조물-옮긴이)들이 발달하고, 약 28일의 주기가 끝나기 15일 전부터 난포 가운데 하나가 난자 한 개를 배출한다. 이 난자는 나팔관에 '붙잡혀' 수정을 위해 12시간에서 24시간 동안 정자를 기다린다.

수정이 이루어지지 않으면 더 이상 쓸모가 없어진 난모세포는 퇴화하고, 약 15일 후면 생리가 시작된다.

자궁

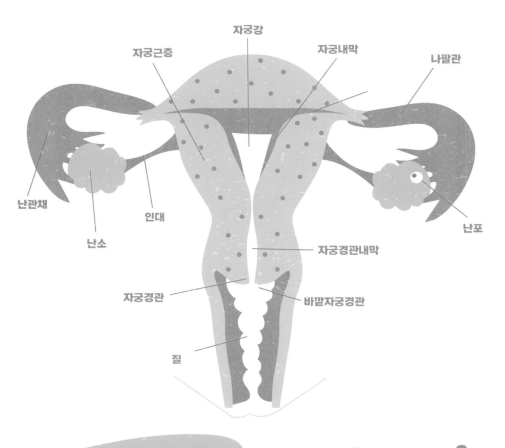

자궁강

자궁근층

자궁내막

나팔관

난관채

인대

난소

난포

자궁경관내막

자궁경관

바깥자궁경관

질

헷갈리지 말자!

난포 : 난소 안에 있는 작은 주머니. 이 안에서 난모세포가 자람
난모세포 : 난포 안에 존재하는 여성 세포 혹은 암컷 생식 세포
난자 : 정자와 만나 수정될 수 있는 성숙한 난모세포

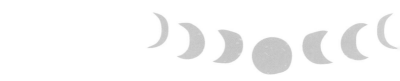

생리 주기

평균적인 생리 주기는 28일이지만 사람마다 각각 다르다. 환경, 스트레스, 식습관에 따라서도 달라지기 때문이다. 생리 주기는 크게 난포기와 황체기, 두 단계로 나눌 수 있다.

난포기
이 단계는 생리 첫날부터 시작해 배란이 시작될 때까지 14일가량 지속된다.

난포기 동안에는,

✻ 난모세포들을 보호하고 있는 난포가 성숙함
✻ 난소가 에스트로겐 호르몬을 분비하고, 에스트로겐은 자궁 벽(자궁내막) 조직을 두껍게 만듦
✻ 약 15일이 지나고 나면 난포가 터지면서 난자를 배출(배란)하는데, 배출된 난자는 나팔관으로 보내지고 정자를 만나 수정되기를 기다림

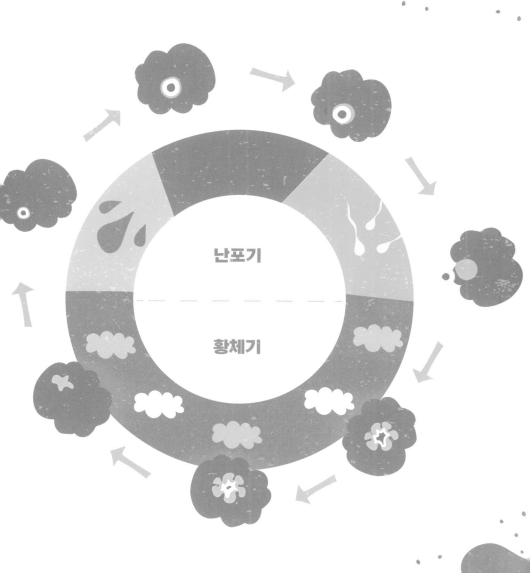

난포기

황체기

황체기

황체기 역시 약 14일간 지속되며 배란과 함께 시작된다.

황체기 동안에는,

✳ 난모세포를 배출한 난자는 황체로 변화해 내분비샘 역할을 함
✳ 황체가 에스트로겐과 프로게스테론 호르몬을 분비함
✳ 호르몬의 영향으로 자궁 점막이 더욱 두꺼워짐

정자와 만남이 성사되지 않으면 에스트로겐과 프로게스테론 분비가 줄어든다. 그 후 자궁 점막이 퇴화해 피와 함께 배출되는 것이다. 이것이 바로 생리의 시작이다!

어떻게 계산하지?

생리 주기는 생리 첫날부터 시작된다.
정리해 보면 '생리 첫날=새로운 주기의 첫날'인 셈이다.

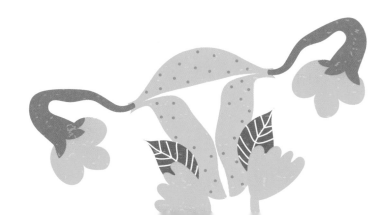

생리, 그게 대체 뭐야?

경험담 나누기

파티는 보통 가끔 열린다. 특별한 일이라며 이웃에게 양해의 말을 전하기도 하고 말이다. 그런데 지금 이야기하려는 파티는 매달 열리는 데다가 하룻밤 이상 지속된다. 만약 당신이 규칙적인 사람이라면 알게 될 것이다. 최저임금을 생리용품에 몽땅 써버려야 하는 운명의 그날이 다가오기 며칠 전, 당신의 호르몬이 당신은 원하지 않는 파티를 열었고 모두를 초대했다는 사실을 말이다. 바로 PMS, 생리 전 증후군이라는 파티다. 좋은 점이라면 주기마다 새롭게 놀랄 것들이 생긴다는 점이다. 마치 호르몬이 매번 새로운 주제로 파티를 열자고 회의라도 한 것처럼 말이다. ≪이봐, 이번에는 약간의 사회 불안 장애를 주제로 하는 게 어때?≫, ≪근데 잠깐만, 넌 우리가 왜 이 일을 하는지 제대로 알고 싶지 않은 거야? 정말 엄청날 텐데!≫, ≪거대한 송별식이 따로 없다니까!≫, ≪아! 아니면 이리 와서 천장을 바라보고 누운 다음 우리의 존재 이유에 대해 생각해 보자!≫

나는 오랫동안 PMS라는 이름을 모른 채 PMS를 겪어 왔다. 한 달에 짧게는 4일에서 길게는 7일까지. 수많은 주기 동안 이 작은 무도회는 기회를 놓치지 않고 많은 것들을 망쳐버렸다. 친구들과 함께 보내기로 한 주말 계획이나 반드시 끝내야 하는 과제, 프로젝트, 이제 막 시작된 호감, 부푼 희망들을 말이다. 그렇다. 나의 PMS는 꽤 멋진 것을 아주 빠른 속도로 무의미하게 만들었다. 그리고 상대적

가치를 인정할 수 있는 모든 기회를 없애는 능력 또한 탁월하다. 나는 평상시에 어떤 일이 너무 어려우면 가끔 포기할 때도 있지만, 고통을 참고 앞으로 나아갈 줄도 아는 사람이다. 하지만 PMS를 겪고 있을 때는 앞으로 나아가지 않는다. 나는 평소 어떤 일을 계획하고, 제안하고, 사람들을 모으기도 하며 행동하는 것을 좋아하고 의외의 일에 도전하기도 한다. 하지만 PMS가 닥치면 침대에서 일어나지도 않는다. 갑작스러운 피곤이 몰려올 때도 있고, 향수에 젖어 혼란스러울 때도 있다.

PMS는 시작됨과 동시에 나에게 모든 걸 지금 멈춰버려도 상관없다고 말한다. 이들은 나의 뇌에 가장 사악한 방식으로 작용하는데, 느낄 수 있는 모든 부정적인 감정을 증폭하고 그 감정을 세상에서 가장 심각한 문제로 인식하게 한다. 부정적인 감정이 거의 없는 상황에서는 머릿속 깊은 곳까지 파헤쳐 부정적인 감정을 기어이 찾아내고야 만다. 창피했던 순간이 '다시보기'로 재생되기도 하고, 또

가끔은 어떤 물건이나 사람을 왜 잃게 되었는지 끝없이 묻고 또 묻는다. 늘 똑같은 싸움이다. 그런 생각을 넘어설 수도, 숨 쉴 수도, 상대적인 것으로 여길 수도, 아무것도 아니니 다 지나갈 것이라고 말할 수도 없다. 모든 게 암흑이 되고, 극복할 수 없으며, 고통스럽고, 안으로 삼킬 수밖에 없다. 정확한 이름을 모르기도 했지만 나에게 대체 무슨 일이 일어난 건지 이해할 수 없었기 때문에 훨씬 더 최악이었다.

"아니, 대체 왜 그래? 너 생리해?"라는 말을 지금 와서 다시 생각하면 조금 웃긴다. PMS 때문이라는 걸 알았더라면 어땠을까. 주체할 수 없는 분노와 선을 넘는 말들, 그야말로 월간 테마 파티가 따로 없었는데 말이다. 하지만 내가 이유를 알았다고 한들 초대받지 않은 사람들 모두 여전히 PMS라는 파티에 참여할 수밖에 없었다. 가까운 지인 중 한 명이 언젠가 내가 선 넘는 말을 했을 때 PMS를 변명거리로 이용한다고 나를 탓한 적이 있었다. 그렇지만 나는 정말이

지 변명에 재주가 없다. PMS 증상이 발현되는 며칠 동안 느끼는 모든 감정은 내가 실제로 느끼는 것이고, 실체를 안다고 해도 어떤 때는 그냥 제어할 수가 없다. PMS를 변명거리로 삼는다는 질책은 내게 일어나는 모든 일을 내가 통제할 수 있다고 생각하는 것이나 마찬가지다. 하지만 그건 사실이 아니다. 통제할 수 있는 것이었다면 애초에 문제가 되지도 않았을 것이다. 그런 일로 나를 비난하는 것은 무엇이 문제인지, 내게 무엇이 필요한지 단 한 순간도 생각해보지 않았다는 뜻이다. 그렇다고 내가 지금 보드게임에서 2만 유로(약

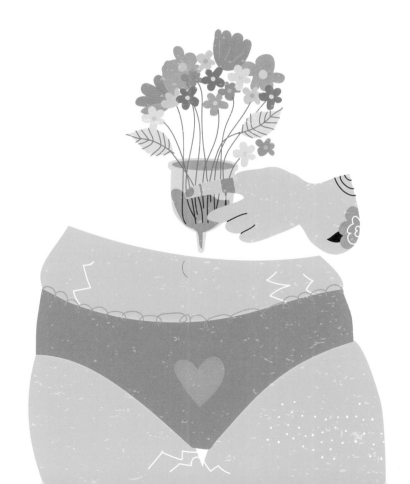

2천 9백만 원-옮긴이)를 따려고 계속 인상을 쓴 채로 '감옥 탈출 카드'를 사용하면서, 때때로 쓰레기 같이 굴었던 것에 대해 면죄부를 얻으려는 게 아니다. 단지 아무도 몰랐다는 사실에 특별히 마음 아파하고 있는 것이다. 나도, 내 주위 사람들도 오랜 시간 동안 그토록 변덕스러운 내 행동의 이유를 알지 못했다. 그런 행동은 불안감을 크게 높였고, 그 때문에 나는 지금껏 대가를 치르고 있다.

이제 이 글을 읽었으니 어떤 사람이 히스테릭하다고, 변덕스럽다고 (내가 주로 그렇다), 사회성이 부족하거나, 신뢰할 수 없는 사람이라고 생각하기 전에 어딘가에서 파티가 벌어지고 있는 건 아닌지 돌이켜 보기를 바란다. 많은 이들의 감정과 생각, 결심을 달마다 흔드는 그런 파티. 밤잠을 방해하며 야단법석을 떤다고 항의할 수도 없고, 파티에 적당한 날도 정할 수 없으며, 계절에 따라 주제를 바꾸거나 아예 바꾸지 않는 그런 파티. 가끔 참여하는 이들이 적어도 소화기관이나 가슴, 등, 다리처럼 다른 부위에서 따로 스몰 파티를 여는 그런 파티 말이다. 좋은 점이라면 이 파티룸은 무슨 일이든 할 수 있는 가능성으로 가득 차 있고, 모든 파티룸이 제각기 다르다는 것이다. 하지만 공통적으로 파티룸은 문을 닫을 수 없고, 파티 시간을 제어할 수 없다. 가고 싶지 않은 파티에 모두가 초대받은 것이다.

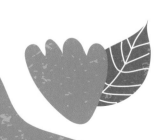

생리 또는 월경은 매달 피와 결합한 자궁 점막이 배출되는 것으로, 보통 사춘기부터(평균 10세에서 13세 사이에 시작하나 그 전후로도 시작될 수 있다) 생리가 완전히 멈추는 완경(폐경) 전의 사람들에게서 나타난다. 출혈은 보통 3일에서 8일까지 지속된다(물론 개인, 나이, 피임 방법 등에 따라 기간이 달라질 수도 있다). 8일이 넘어가는 경우 생리 기간이 길다고 말하는데, 위험하다는 뜻은 아니다. 그저 단순히… 기간이 더 길 뿐이다!

사춘기에 생리가 처음 시작된다는 것은 생식기관이 기능을 하기 시작했고 임신이 가능하다는 것을 의미한다. 반대로 평균적으로 45세에서 55세 사이, 완경기(폐경기)에 생리가 멈추면 더는 아이를 가질 수 없다는 의미다.

생리는 난모세포가 정자에 의해 수정되지 못해서 떨어져 나온 자궁 점막이다. 더 이상 아무런 쓸모가 없으므로 배출되는 것이다. 생리혈 안에 덩어리가 함께 나오기도 하는 게 바로 이 때문이다.

모든 사람은 서로 다르므로 생리 또한 다르다는 사실을 기억하는 것이 중요하다. 그러므로 주위 사람과 이야기를 나누다가 그들이 당신과 다른 이야기를 꺼내더라도 걱정할 필요는 없다.

✳ 생리 기간이 모두에게 항상 같은 일수로 지속되지 않음
✳ 생리가 모두 같은 모습, 같은 색으로 나타나지 않음
✳ 주기가 모두 똑같지 않음
✳ 통증이 있을 수 있으나 항상 그렇지 않음

금기시하는 주제

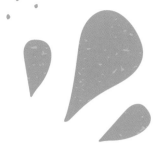

언제 전문가에게 물어봐야 하지?

💜 생리가 지나치게 불규칙할 경우. 다만, 어린 연령층은 원래 생리가 불규칙하므로 예외에 해당함

💜 생리 중에 통증이 너무 심한 경우

💜 생리가 끊겼을 경우. 극심한 스트레스를 유발하는 갑작스러운 일 때문일 수도 있으나, 예상치 못한 임신일 수도 있음

💜 생리 기간이 아닌 시기에 출혈이 있는 경우

💜 산부인과 의사나 일반의, 조산사에게 상담하는 것을 절대로 주저하지 말자!

이 책을 쓰고 있는 2024년에도 변하지 않는 사실이 하나 있다. 바로 생리는 여전히 금기시되는 주제라는 점이다. 부모님, 친구들, 그리고 보건 전문가들에게도 생리에 관해 이야기하는 건 쉽지 않다.

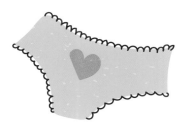

2021년 10월, 건강한 생리용품 제작을 모토로 하는 브랜드 '당마퀼로트 Dans ma Culotte'가 여론조사 업체 '오피니언 웨이Opinion Way'와 함께 생리에 대한 여론 조사[2]를 실시했는데, 다음과 같은 결과가 나왔다.

✲ 프랑스인 55%는 생리에 대해 공개적으로 이야기하는 것이 부적절하다고 생각함

✲ 응답자 가운데 3분의 1이 일상생활에서 생리 이야기를 하지 않음

긍정적인 점이라면 18세~24세 청년 가운데 70% 이상이 공개적으로 생리 이야기를 하는 것을 적절하다고 생각했다는 점이다. 반면 65세 이상 연령층에서는 70% 이상이 이와 정반대의 의견을 말했다. 이런 것이 세대 차이인가! 그래도 좋은 소식은 올바른 방향으로 나아가고 있다는 사실이다.

그런데 왜 생리는 금기일까? 우리는 왜 생리에 대해 자유롭게 이야기하지 않으며, 멀쩡한 용어를 놔둔 채 '그날', '그것', '매직' 같은 표현들을 사용할까? 생리용품 광고 영상에서도 생리혈을 빨간색 액체로 표현하는 경우는 절대 없고, 파란색처럼 조금 더 '중립적인' 색상을 사용한다.

---

2. https://lespotiches.com/tabous/corps/ce-que-les-francaises-pensent-des-regles/

생리 중에 필요한 용품을 위생용품이라 지칭하며 '위생'이라는 단어를
사용한다는 사실도 흥미롭다. 이 단어가 미치는 영향력은 절대 가볍지
않다. 생리가 위생에 관련된 것, 즉 더러운 것이라 인식하게 만들기 때
문이다. 우리가 생리를 지칭하는 올바른 용어를 사용하는 것도 각자의
자리에서 생리에 대한 '금기를 없애기 위해' 노력하는 방법의 하나다.
그래서 요즘은 더 중립적이고 명확한 '생리용품'이라는 표현을 선호하
고, 또 사용하려는 경향도 생기고 있다.

생리는 아주 오래전부터 금기시되었다. 처음에는 사람들이 어떻게 해
서 생리를 하게 되는 건지 몰랐기 때문에 두려워했고, 19세기에 와서야
이 '미스터리'가 풀렸다. 생리가 어디서 온 건지도 모르는 상태이니 당
연히 생리는 나쁘고 불길한 것으로 여겨질 수밖에 없었다.

카롤린 미셸과 실비아 베스망의 저서, 『생리에 관한 작은 백과사전Petite
encyclopédie des règles』에 따르면 생리와 관련한 전설은 고대부터 시작되었고,
당시에는 생리하는 사람을 기이하고 위험한 존재로 생각했다.

> "그 시대 사람들은 생리하는 사람에게 가까이 가면 질병에 걸리
> 거나, 나쁜 운명을 얻거나, 심지어 저주까지 받을 수 있다고 생
> 각했다. (중략) 그래서 생리하는 사람을 피하고, 음식과 가축도
> 그 사람에게서 멀리 떨어뜨려 놓아야 했다."[3]

전 세계 사람들에게 수 세기 동안 막강한 영향력을 행사해 온 종교 역
시 더 나은 상황은 아니었다. 이슬람교든, 천주교든, 유대교든 생리를
몹시 나쁜 것으로 여겼고, 생리하는 사람을 불순하다고 생각했다.

---

3. Caroline Michel, Sylvia Vaisman, 『Petite encyclopédie des règles』, First Éditions, (2018), p.14.

마지막으로 생리를 숨겨야 했던 또 다른 이유는 바로 생리를 하는 사람의 몸, 그리고 성과 관계가 있기 때문이다. 정말 끔찍하다. 우리가 알고 있는 아주 오래전부터 시작된 가부장적 사회 안에서는 인구의 절반에 대해 이런 부분을 말하거나 드러내면 안 되었던 것이다.

그래도 서방 국가들에서는 생리가 차별을 동반하지 않기 때문에 운이 꽤 좋은 편이라고 할 수 있다. 어떤 나라에서는 생리를 하는 것이 낙인 찍히는 일이고, 때로는 생리 기간 내내 사회와 일상생활에서 배제되기도 한다. 예를 들어, 인도에서는 생리 중인 사람이 요리하거나 식재료를 만져서는 안 된다. 음식과 식재료를 오염시킨다고 생각하기 때문이다. 볼리비아에서는 질병을 일으킬 수 있다는 이유로 생리 중인 이들에게 다 쓴 생리용품을 쓰레기통에 버리지 못하게 한다. 최악의 경우는 '차우파디'라는 전통을 따르는 네팔이다. 생리 중인 사람이 불운을 지니고 있다고 생각해 이 사람을 생리 기간 동안 집이 아닌 다른 곳, 오두막집 같은 곳에서 생리가 끝날 때까지 혼자 '살게' 한다. 네팔 정부가 이미 오래전부터 이런 관습을 없애려 노력하고 있지만, 여전히 이런 행위로 인해 사망하는 이들도 있다.

내 경험을 이야기해 보면 나는 인도 출신이라서 1년에 적어도 한 번은 인도에 다녀오려고 하는 편이다. 그런데 간혹 인도에 가는 시기와 생리 기간이 겹칠 때가 있다. 처음 인도에 갔을 때 게스트하우스에서 며칠을 머물며 빨래도 맡겼는데, 핏자국이 살짝 묻은 팬티가 빨랫감에 섞인 적이 있었다. 빨래를 찾아오고 난 후에 게스트하우스 부부가 거북해하는 듯한 느낌을 받았다. 사실 그때는 그냥 우연의 일치였겠지 싶었다. 그런데 그 후, 게스트하우스 주인 부부는 내게 공동 식당에 나와서 식사하지 말고 방에서 혼자 식사할 것을 권했다. 기분 나쁜 우연의 일치라고 믿고 싶었지만, 그게 아니었다는 건 너무나 명백했다.

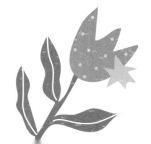

경험담 나누기

생리가 시작되기 일주일 전이면 나는 더 이상 그 어떤 것도 견딜 수 없고, 깨진 유리잔에도 분노를 쏟아낼 수 있을 정도가 된다. 최악은 두통이다. 열여섯 살 때부터 두통이 시작되어 마흔다섯인 지금까지 이어져 왔다. 피임약, 소염제, 두통약, 자궁 내 피임 장치, 혈전 방지제까지 써봤고… 식이 요법, 건강 보조 식품 등 온갖 자연 요법도 시도해 봤다. 그러다 포기했고, 그냥 참고 견디거나 와인을 퍼마시며 완경이 되기를 기다린다. 체념했다는 게 더 맞다. 통증 때문에 내 인생이 심각하게 흔들렸지만 달리 어찌할 방법이 없었다.

나나(NANA)의 광고

어떤 사람들은 이런 금기와 관련해 프랑스의 상황은 좀 더 나을 것이라 말한다. 하지만 실상을 들여다 보면 그렇지 않다. 2019년, 생리용품 판매 브랜드 나나NANA에서 '외음부 만세Viva la Vulva'라는 광고를 선보인 적이 있다. 짧은 광고 영상에서는 여성의 외음부를 다양한 예술적 형태로 표현하고, 콜라주, 과일, 조개 등을 통해 생리를 광범위하게 표현했다. 심지어는 핏자국이 '너는 너무 용감하고, 너무 괜찮아You're so brave, so fine'라며 노래를 부르기까지 한다.

광고는 엄청난 논란을 불러일으켰고, 광고를 퇴출하라는 청원까지 벌어졌다. 광고의 표현 방식이 부적절하며, 생리를 하는 사람들의 품위를 떨어뜨리고, 어린 시청자들의 눈에 충격적이라는 이유로 '프랑스시청각최고위원회CSA'에 수천 명이 이 광고를 고발했다.

나 역시 @SPMtamère 계정에서 이 사건을 다룬 적이 있다. 광고에 분노한 사람들이 보낸 수많은 메시지에 정말 놀랐고, 큰 충격을 받았다. 단순히 광고가 '역겹다'는 메시지부터, '그 광고를 보면서 강간 당한 느낌이 들었다'라는 충격적인 메시지도 있었다.

인도 같은 몇몇 나라에 비하면 프랑스에서는 생리를 하는 게 큰 문제가 아닌 건 사실이다. 하지만 프랑스 사람들이 TV에서 핏자국을 보는 것과 강간당하는 것을 비교하고 있다는 점은 생각해 봐야 할 문제다.

생리에 관한 프랑스 내의 인식을 생각해 보면, 생리가 시작된 후 살던 집을 떠나 텐트 속에 숨어 지내야 할 정도는 아닌 게 사실이다. 그러나 생리는 더러운 것, 감춰야 하는 것이라는 고정관념이 분명 존재한다.

2020년, 생리용품 브랜드 에시티Essity에서 프랑스 초등학생을 대상으로 한 조사에 따르면, 응답한 여자 초등학생 가운데 68%가 생리를 할 때 학교에서 생리용품을 사용해야 한다는 점이 불편하다고 대답했다. 또, 여학생 54%와 남학생 73%가 생리를 금기처럼 생각했다. 프랑스인데도 말이다. 이런 상황에서 과연 금기가 다른 방식으로 나타나는 다른 나라에 비해, 프랑스가 우위에 있다고 자신 있게 말할 수 있을까?

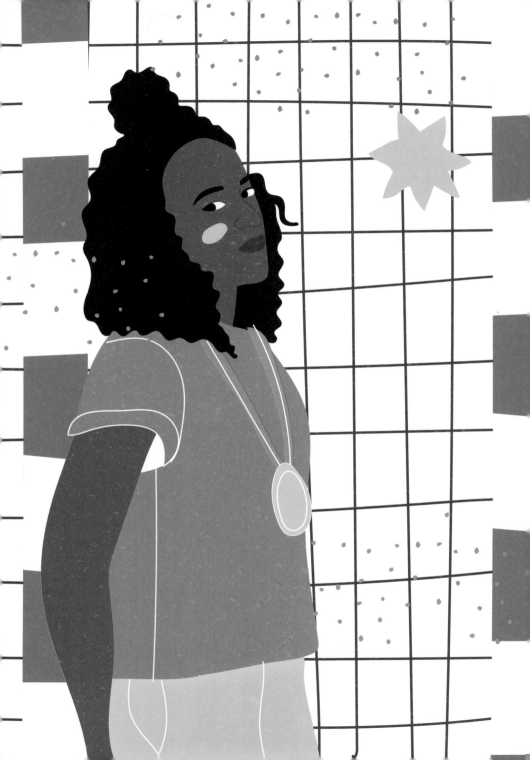

▶ 에스텔 은제 밍코, 30세, 올림픽 핸드볼 챔피언

에스텔은 엘리트 스포츠 선수다. 8년 전 프랑스 국가대표 핸드볼 팀에 합류해, 2016년 리우데자네이루 올림픽에서 승리를 이끌었다. 스포츠 선수로서의 이력 외에도, 에스텔은 '더 비박스The V box'라는 회사를 설립해 여성 창업자들을 돕고 있다. 에스텔의 경험담을 공유하는 것이 중요하다고 생각한 이유가 있다. 오늘날 여성 스포츠의 위상이 점점 높아지고 있는 가운데, 호르몬과 생리 주기가 엘리트 스포츠처럼 까다로운 여정에 자리할 곳이 있는지를 에스텔과 함께 한번 탐험해 보고 싶었다.

본인이 페미니스트라고 생각하는가?

당연히 그렇다!

지금은 이 용어가 편해졌다. '페미니스트'라는 말에 대한 평판이 나빴을 수도 있지만, 이 단어는 단순히 남성들과 동등한 권리를 갖길 바라는 것을 말할 뿐이다. 사실 페미니스트라고 소리 높여 말한 지는 그리 오래되지 않았지만, 나는 항상 페미니스트였다. 많은 사람역시 '페미니스트'라는 용어를 사용하지 않지만 페미니스트일 것이라 생각한다. 나의 페미니즘은 '내가 하고 싶은 걸 하게 내버려 둬!'라는 말로 요약할 수 있다.

몇 살에 생리를 시작했는가?

열다섯 살에 시작했다. 그때 주변 친구들은 이미 거의 다 생리를 시작했고, 나는 진짜 늦은 편에 속했다. 낭트에서 몽펠리에로 가족 휴가를 떠나던 날, 그러니까 차에서 여덟 시간은 족히 보내야 했던 그 날에 생리가 시작됐다. 엄마에게 "엄마, 나 생리해"라고 말했고, 그때 엄마가 처음으로 생리용품을 주셨다. 생리 첫날에 자동차에서 여덟 시간을 있어 보라… 정말 끔찍하다.

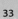

생리가 어떤 것인지 주변에서 설명을 들었던 적이 없었는가?

생리가 뭔지 어렴풋이는 알고 있었다. 하지만 특별히 교육받았던 기억은 없다. 엄마가 지나가는 말로 언젠가 나에게서도 피가 '나올 것'이라고 한두 번 이야기를 한 적은 있지만, 몇 번이나 반복되는지, 얼마나 가는지, 어떤 용품이 필요한지 등에 대해서는 아무것도 몰랐다. 대비할 수 있도록 누군가가 좀 더 알려줬다면 정말 좋았을 것 같다. 그렇다고 해서 특별한 트라우마가 생기거나 한 건 아니다. 그냥 더 많은 것을 알았다면 좋았을 것이라 생각했다. 가령, 얼룩이 남은 속옷을 세탁 바구니 깊숙한 곳에 숨길 필요가 없었다든가, 생리가 새서 얼룩이 묻는 것을 두려워할 필요가 없었다든가 하는 것들을 말이다. 생리혈에 대해 잘 모르니 어떤 용품을 사용해야 하는지도 몰랐고, 그런 이유로 생리혈이 새서 얼룩이 묻는 것이 겁났다. 반면, 운동을 시작하고 난 이후에는 아주 좋았다. 비슷한 나이의 여자 아이들과 함께하다 보니 생리에 대해서 더 많은 이야기를 나눌 수 있었고, 자연스럽게 훨씬 더 많은 것을 알게 되었다. 가족들과는 그렇게 하지 못했을 텐데 말이다. 어머니 세대의 여성들은 자신의 어머니나 친구들에게 생리에 대해 자유롭게 이야기하지 않았다는 걸 생각해 보면 어쩔 수 없는 일이었던 것 같다. 인터넷이 참 많은 것을 바꾸어 놓았다.

PMS에 대해 아는 것이 있는가?

솔직히 말하면 잘 알지 못한다. 관련 정보가 많지 않기 때문이다. PMS는 생리가 시작되기 전에 신체적, 혹은 정신적으로 나타날 수 있는 모든 증상이라고 생각한다. 내가 PMS를 겪고 있다고는 생각하지 않는데, 그렇다고 PMS를 완전히 분석한 것은 아니다. 최대한 잘 이해하려고 노력 중이다. 내 경우를 예로 들자면, 가슴에 통증이 있고 가슴이 두 배로 커진다. 그리고 정신적인 상태로는 확실히 더 과민해진다. 모든 일을 훨씬 심각하게 받아들이고, 감정적으로도 진짜 예민하다고 느낀다. 하지만 그 시기에 되풀이되는 것인지 시간을 들여 확인해 보거나 증상을 분석해 보지는 않았다. 그래도 생리 주기를 관찰하면 그게 무엇인지 조금이나마 알 수 있다. 2년 전부터는 피임약을 끊었는데, 생리가 완전히 바뀌었다. 피임약을 복용했을 때는 통증도 없고, 작은 핏덩어리도 없었으며, 주기도 규칙적이었다. 그러나 피임약 복용을 중단한 이후로는 심한 통증이 생겼고, 주기도 불규칙해졌다. 그래도 다시는 피임약을 복용할 생각이 없다. 매일 똑같은 시간에 약을 먹는다는 게 나에게는 너무 큰 구속이다. 진짜, 그런 번거로움을 왜 감수해야 하는 건지 모르겠다.

PMS가 생리나 운동에 영향을 준 적이 있는가?

있다! 핸드볼을 하는 동료들이 생리 기간에 부상을 당한다는 사실을 깨달았다. 그래서 생리 기간, 특히 생리 첫날에 운동을 하는 것

에 대해 일종의 편집증이 생겼다. 운이 좋으면 훈련이나 시합이 없는 날에 생리가 시작된다. 하지만 운이 없을 때는 올림픽 결승전이 있는 날에 생리가 시작되기도 한다. 그러면 엄청난 스트레스를 받게 된다. 생리가 경기에 확실히 영향을 주는 것이다!

시합이 있는 날과 생리가 겹치면 어떻게 대처하는가?

혼자서 해결한다. 내 일이고, 내 통증이니까! 그래도 고통스럽다. 왜냐하면 생리 첫날에는 정말 기진맥진한 상태고, 그래서 내가 원하는 만큼의 실력으로 시합에 임할 수 있는 최상의 컨디션이 아니기 때문이다. 물론, 아직 코치님에게 "죄송합니다. 오늘 경기를 잘하지 못했습니다. 사실 생리 중이라서 컨디션이 좋지 않았어요!"라고는 차마 말해 본 적 없다. 어쨌든 내 일이고, 나의 난처함이니까!

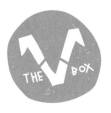

코치가 당신의 호르몬 주기를 알아채는가? 당신이 이야기한 것을 보면 아주 필수적인 데이터라는 생각이 든다.

전혀 모른다! 레글 엘레망테르Règle Élémentaire[4]와 '스포츠에서의 생리'에 관한 주제로 인터뷰를 한 적이 있었다. 인터뷰 내용을 인스타그램에 올리자, 다른 여성 운동 선수들이 자신도 생리 기간 동안 부상을 당한 적이 있다며 정말 많은 피드백을 보내왔다. 젊은 트레이너들도 '이런 내용에 대해 전혀 몰랐다', '선수들과 더 많이 이야기하고 해결책을 찾을 수 있도록 정보를 알아보겠다'며 꽤 많은 메시지를 주었다.

사실 이건 말도 안 되는 일이다. 스포츠에서 우리는 항상 경기력을 최대한으로 끌어올리기 위해 엄청난 노력을 한다. 나 같은 경우에는 항상 브라 톱에 센서를 넣고 운동한다. 그러면 코치와 피지컬 트레이너가 매일 내가 훈련 한 번에 스프린트를 얼마나 했는지, 심장박동수가 어디까지 올라갔는지, 몇 킬로미터를 뛰었는지 등을 알 수 있다. 하지만 매달 나타나는 호르몬 현상에 대해서는 센서에서 정보를 알아내지 못한다. 대부분의 여자 선수들이 생리 기간에 부상을 당하는 걸 고려한다면 호르몬 주기 정보를 통해 부상을 방지할 수도 있을 것 같다. 그렇게 된다면 정말로 흥미로운 작업이 되지 않을까 싶다.

레글 엘레망테르의 인터뷰 기사가 스포츠계에 영향을 주었는지?

솔직히 기사가 발표된 이후 아무런 일도 일어나지 않았다. 내가 보건 분야 전문가는 아니지만 그래도 내 인터뷰 기사가 이 문제에 대해 생각하는 계기가 됐었다면 좋았을 것 같다. 예를 들어, 생리 중에는 인대가 더 유연해지므로 그때 십자인대 부상이 가장 흔하다. 사람들은 이제 이 사실을 대부분 알지만, 이런 점들에 대해 더 많이 궁금해 하거나 알아보려고 하지

---

4. 프랑스의 생리 빈곤 퇴치를 위한 최초의 단체다.

않는 상황이 참 안타깝다.

그래도 나는 무난하게 생리를 하는 편이라고 할 수 있는데, 우리 팀 동료 중 한 명은 나흘 동안 정말이지 끔찍한 생리를 한다. 그 동료에게는 생리가 '죽음'이나 마찬가지지만, 아무도 신경을 쓰지 않는 상태에서 경기를 치러야 한다. 우리 선수들끼리는 미리 이야기를 나눈 뒤, 최대한 서로 지원해 주려고 노력하지만 외부에서 오는 도움은 없다. 서로 '젠장', '미안해'라고 말하는 것 말고는 달리 할 수 있는 게 없다.

내가 우리 팀 내에서 코치에게 직접 이 주제를 거론한 적은 없다. 그러므로 코치진이 일부러 무시한다는 뜻은 아니다. 확실한 것은, 코치진이 먼저 이 주제에 대해 대화를 제안한 적은 없다는 사실이다. 나는 지금 프랑스 국가대표이고, 세계 최고의 팀에서 뛰고 있다. 그러나 생리 문제에 관해서는 아무런 시도도 없었다고 생각한다. 규모가 더 작은 팀의 상황은 어떨지 상상조차 하기 힘들다. 재

정적인 능력을 떠나서 스태프들의 민감도가 아주 중요하다고 생각한다. 예를 들어 우리를 보조하는 인력 중에 여자가 더 많았다면 생리라는 주제가 가장 많이 언급되었을 것이다.

본인의 경험 중에서 '스포츠와 생리'에 관한 이야기를 공유해 줄 수 있는지?

핸드볼 시합이 있던 열여섯 살의 어느 날이었다. 시합 도중 생리가 시작되었고, 피가 조금씩 흐르고 있다는 사실을 알게 되었다. 하프타임 때 화장실로 달려갔지만, 생리대고 뭐고 아무것도 가지고 있는 게 없었다. 화장실 휴지를 말아 생리대처럼 대고 경기장으로 왔고, 시합은 다시 시작되었다. 나는 전속력으로 달려 반격을 하며 한 골을 넣었다. 그러고 나서 우리 진영으로 물러나는데, 경기장 한가운데에 떨어진 내 휴지 생리대가 눈에 들어 왔다. 어찌나 창피하던지!

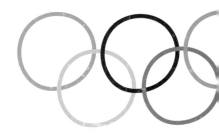

생리에 관한
세계 각국의 전통

생리에 관한 전통은 생리가 처음 시작될 때의 모습과 관련된 것이 많다. 하지만 그 이후에 일어나는 일에 대해서는… 누구도 관심을 두지 않는다.

문화와 지역에 따른 나름 괜찮은 관습들

캐나다의 일부 원주민들은 새롭게 생리를 시작하는 사람들에게 1년 동안 레드 베리류의 과일을 먹지 말라고 한다.

미국에서는 생리 파티를 여는 경우가 점점 더 많아지고 있다. 커다랗고 멋진 빨간 케이크를 준비하고, 여자 친구들과 여자 가족들을 초대해 생리라는 중요한 단계를 기념한다.

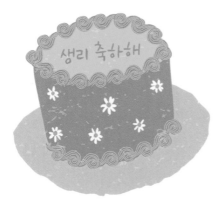

생리 축하해

몇몇 재미있는 전통들은 우리를 웃음 짓게 만든다. 그러나 미국에서 하는 파티 같은 경우에는 상당히 중요한 역할을 한다. 생리를 너무 심각한 일로 느끼지 않게 하고, 부끄럽거나 더러운 것이 아닌 정상적인 삶의 과정으로 받아들이게 해주기 때문이다. 또한, 생리 파티는 생리를 중요하게 생각하고 주의를 기울일 수 있게 만들며, 생리가 존재하지 않는 것처럼 행동하지 않게 한다.

생리 파티는 생리를 처음으로 시작한 사람들을 존중하는 좋은 방법으로, 이들이 생리 때문에 거북함을 느끼거나, 소외당하는 느낌이 들지 않게 한다. 오히려 파티를 통해 생리에 중요성을 부여하고, 몸이 정상적으로 기능하는 것을 축하한다.

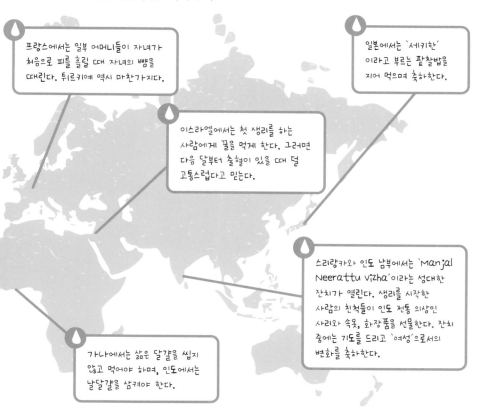

프랑스에서는 일부 어머니들이 자녀가 처음으로 피를 흘릴 때 자녀의 뺨을 때린다. 튀르키예 역시 마찬가지다.

일본에서는 `세키한'이라고 부르는 팥찰밥을 지어 먹으며 축하한다.

이스라엘에서는 첫 생리를 하는 사람에게 꿀을 먹게 한다. 그러면 다음 달부터 출혈이 있을 때 덜 고통스럽다고 믿는다.

스리랑카와 인도 남부에서는 `Manjal Neerattu vizha'이라는 성대한 잔치가 열린다. 생리를 시작한 사람의 친척들이 인도 전통 의상인 사리와 속옷, 화장품을 선물한다. 잔치 중에는 기도를 드리고 `여성'으로서의 변화를 축하한다.

가나에서는 삶은 달걀을 씹지 않고 먹어야 하며, 인도에서는 날달걀을 삼켜야 한다.

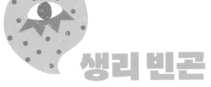

생리 빈곤

생리 빈곤은 가난 때문에 생리용품을 구하지 못하는 상황을 말한다. 프랑스에서는 생리하는 사람 중 약 2백만 명이 생리용품을 지속해서 얻지 못한다고 알려져 있다. 더 나아가 전 세계적으로 그 숫자는 5억 명에 이른다. 참으로 무서운 수치가 아닐 수 없다.

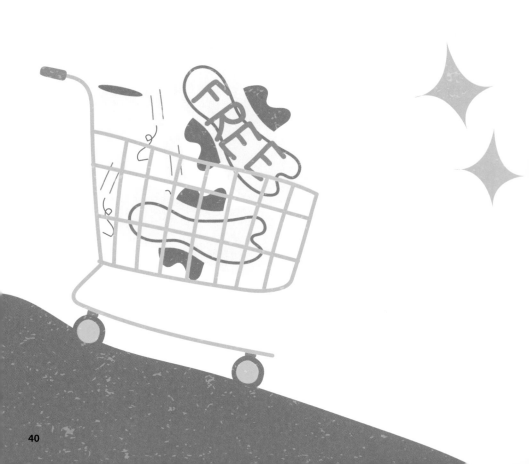

좀 더 구체적으로 말하면 먹을 것을 살 돈조차 없을 때는 생리대나 탐폰의 구매를 우선할 수 없다는 뜻이다. 생리 빈곤을 겪는 사람들(노숙자, 대학생, 수감자 등)은 임시방편으로 상황을 모면한다. 손수건, 두루마리 휴지, 키친타월, 양말, 수세미를 사용하거나 페트병을 잘라 생리컵처럼 쓴다. 또한, 이들은 생리용품(생리컵, 생리대, 탐폰)을 가능한 오랜 시간 사용하려고 하는데, 독성쇼크증후군을 유발할 수 있어 매우 위험하다. 일부의 경우 사망에까지 이른다.

독성쇼크증후군

탐폰이나 생리컵을 사용하면 피가 질 안에 고여 있게 되는데, 이런 환경에서는 독소를 분비하는 황색포도상구균과 박테리아가 증식하기 쉽다. 독소는 혈액을 통해 몸속으로 퍼져 간, 신장, 폐 등을 공격한다. 극단적인 경우에는 장기들이 쇠약해지고 혼수상태나 사망에 이를 수 있다.

2021년 5월, 타라 외제사르미니 '레글 엘레망테르' 최고경영자와 엘리자베트 모레노 프랑스 양성평등부 장관은 일간지 〈르몽드Le Monde〉의 논단에서 생리 불평등이 야기할 수 있는 모든 결과에 대해 언급했다.

> "여성들이 노출될 수 있는 위생 관련 위험성 외에도 생리 빈곤은 심리적, 사회적, 직업적으로 중대한 영향을 미친다. 수치심으로 인해 대부분 침묵하기 때문에 때로는 우울증이나 사회적 소외로도 이어질 수 있다."

결국 생리하는 수많은 사람에게 생리 빈곤은 생리를 하는 것에 더해지는 또 다른 창피함이자 심각한 악순환인 셈이다.

이런 문제는 정부가 책임지고 나서야 하지만 이웃 나라들과 비교하면 프랑스는 여전히 정부의 대책이 미미한 수준이다. 예를 들어 스코틀랜드에서는 2020년부터 모두가 생리용품을 무료로 사용할 수 있게 되었다. 그에 비하면 프랑스는 아직 갈 길이 멀다….

이 모든 것과 관련한 정책

2020년, 에마뉘엘 마크롱 대통령은 온라인 매체 〈브뤼트Brut〉와 가진 인터뷰에서 2021년 초까지 생리 빈곤에 대한 해답을 내놓겠다고 약속했었다. 그러나 우리는 여전히 그 해답을 기다리고 있다.

2015년, 페미니스트 단체 '조르제트 상Georgette Sand'의 추진으로, 생리용품에 적용된 부가가치세를 20%에서 5.5%로 낮추도록 하는 법안이 통과되었다. 그렇다면 현재 상황은 얼마나 나아졌을까? 전혀 나아지지 않았다. 생리용품을 판매하는 기업들에서는 인하된 부가가치세를 곧장 자신들의 주머니로 가져갔지만, 소비자들의 몫은 아직 돌아오지 않았다. 극소수의 제품에서 가격이 10%가량 인하되었을 뿐, 20% 가까이 가격이 내린 제품은 하나도 없었다.

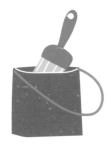

피 흘리는 것이
사치로
여겨지면
안 된다

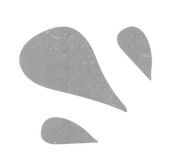

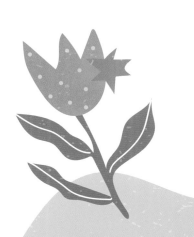

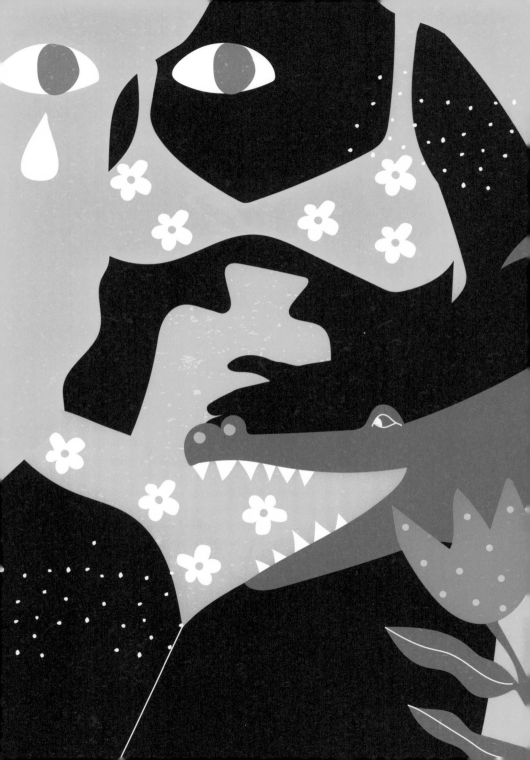

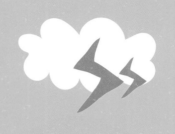

PMS가
대체 뭐야?

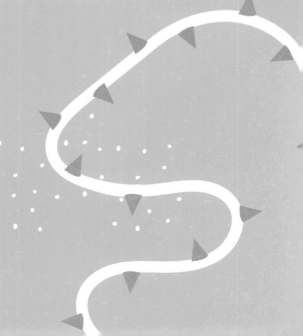

PMS는 잘 알려지지 않았다. 의사, 산부인과 전문의, 조산사 중에서도 PMS에 관심을 기울이는 이들이 거의 없으므로, 사람들은 이 주제에 대해 잘 알지 못한다. 그럴수록 상황은 더 어려워진다. 분명 자신에게 의학적인 문제가 있는데, 아무도 그 문제를 진지하게 받아들이지 않는다. 심지어 전문가들마저 외면하고 부정한다면 자신에게 일어난 그 일을 이해하고 해결책을 찾는데 오롯이 혼자 애를 써야 하는 것이다.

인스타그램 계정을 통해 받은 경험담 중에는 오랜 시간 동안 자신의 정신 건강에 대해 스스로 의문을 품었다고 말하는 사람이 아주 많았다. 그들이 스스로에게 가장 많이 던진 질문은 "내게 양극성 장애나 경계선 성격 장애가 있는 걸까?", "내가 미친 걸까?" 아니면 "나한테 무슨 문제가 있는 거지?"였다. 많은 사람이 자신과 비슷한 상황을 겪은 이들의 경험담을 읽고 나서 큰 안도감을 느꼈다고 했다. 바로 이 점이 매우 중요하다. 자신의 고통을 표현할 통로가 없는 이들에게 목소리를 낼 수 있도록 돕는 것 말이다.

오늘날 약 20%에서 40%의 사람들이 PMS 문제를 겪는 것으로 추산된다. 이 수치를 얼마나 진지하게 받아들여야 하는지 의문을 가져볼 필요가 있다. 왜냐하면 PMS를 겪는 이들 가운데 대부분이 PMS가 존재한다는 사실조차 모르고 있기 때문이다. 주변 사람들에게 작은 실험을 하나 해 볼 것을 권한다. PMS의 증상에 관한 질문을 미리 해보고, 이 문제를 겪고 있는지 물어보라. 스포일러 주의! 대부분이 반복적이든, 일시적이든 생리 전 증후군을 경험해 봤다고 대답할 것이다.

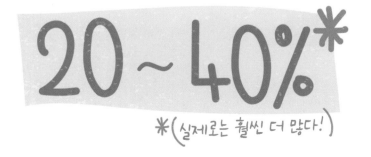

20~40%* *(실제로는 훨씬 더 많다!)

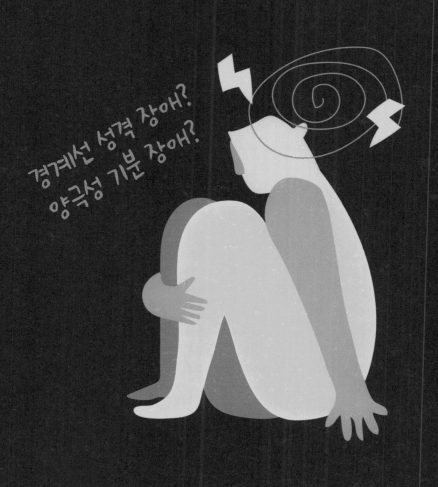

나는 반복되는 피로 때문에 병원 진료를 받다가 우연히 PMS의 존재를 발견했다. 당시 나는 캐나다 퀘벡에 살고 있었다. 퀘벡은 여성의 지위가 우리와 상당히 다른 곳이었고, 그래서 여성의 건강도 자연스럽게 더 많은 관심의 대상이었다.

내게 나타난 PMS 증상은 가벼운 우울감에서 너무도 끔찍한 자살 충동까지, 주로 정신적인 것이었다. 여러분 중에 많은 사람이 그랬던 것처럼 나 또한 대체 나한테 무슨 문제가 있는지를 오래도록 고민했다. 생전 처음으로 '생리 전 증후군', 좀 더 명확한 명칭을 말하자면 '생리 전 불쾌 장애PMDD'에 대한 이야기를 들었을 때 형언할 수 없는 안도감을 느꼈다. 드디어 누군가 나의 이야기를 들어줬고, 나를 이해했다는 안도감이 들었다.

다음 장에서는 PMS와 관련된 문제들을 명확히 밝히고, 현재 상황에서 얻을 수 있는 정보들을 나눠 보려고 한다.

나는 스물여섯 살이고, 생리를 시작한 이후 내가 기억하는 한 아주 오래전부터 늘 강한 PMDD로 고통을 받아왔다. 지금까지 딱 한 달 동안 피임약을 복용했었는데, 그때도 고통은 아주 강렬했다. 슬픔이든 기쁨이든 그 어떤 감정도 느낄 수 없고, 누군가 내 몸에 손을 대도 거의 느끼지 못할 정도다. 내면에서부터 죽었다는 생각이 들고, 더 이상 먹는 즐거움을 느낄 수 없어서 식욕도 없다. 이런 증상은 배란과 함께 시작되고 생리 시작 2~3일 전쯤에 모든 게 천천히 돌아온다. 실질적으로 한 달에 일주일 동안만 몸이 괜찮다는 뜻이다. 완전히 지쳐서 정상적으로 일을 할 수 없는 때도 있다. 언젠가는 우리를 이런 고통에서 꺼내 줄 의학적 해결책이 발견되기를 희망한다. 지금까지 수많은 시도를 해 봤지만 성공하지 못했고, 이제 항우울제의 일종인 '플루옥세틴'으로 치료를 해 볼 생각이다. 부디 효과가 있기를 바란다. 지금으로써는 이 방법이 유일한 해결책이라고 생각하기 때문이다.

정의해 보기

PMS, 즉 생리 전 증후군이란 생리가 시작되기 전(생리 이틀 전 혹은 일주일 전, 심지어 이 주일 전인 경우도 있다) 나타나 생리 시작과 함께, 또는 생리 시작 며칠 후에 멈추는 일련의 신체적, 감정적 증상들을 말한다.

이런 증상의 원인은 아직 명확하게 밝혀지지 않았다. 여러 가지 해석이 있지만, 그 가운데 가장 널리 알려진 것은 호르몬의 역할과 변동 때문이라는 주장이다.

생리 주기에 관여하는 주요 호르몬은 프로게스테론과 에스트로겐 등 크게 두 종류가 있다. 배란 이후, 주기의 후반기에는 에스트로겐 분비가 급감했다가 다시 약간 늘어나며 동시에 프로게스테론 분비가 증가한다. 이때 임신이 되지 않으면 호르몬 분비가 급격히 줄어들면서 생리가 시작된다. 각각의 호르몬은 당연히 우리 몸과 머리에 영향을 끼친다. 예를 들어 에스트로겐은 수분 농축을 쉽게 만들고 자극 효과가 있다. 반대로 프로게스테론은 몸을 이완시켜 주며 에스트로겐과 정반대의 영향을 우리 몸에 끼친다. 그러나 호르몬 분비에 조금이라도 불균형이 생긴다면 모든 것이 엉망이 될 수도 있다.

예를 들어 프로게스테론보다 훨씬 더 많은 양의 에스트로겐이 분비되는 '과에스트로겐증'이 일어나면 수종(신체 조직 내에 수분이 축적되어 부풀어 오르는 현상-옮긴이)이 많아지고 스트레스가 급증한다.

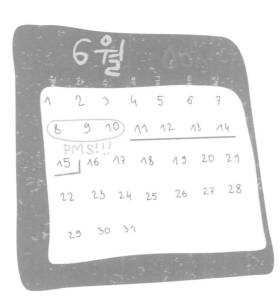

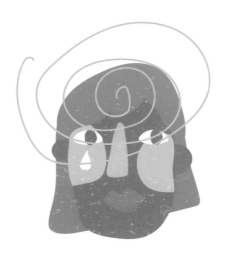

어떤 학자들은 다른 호르몬들 역시 PMS의 원인이 될 수 있다고 말한다. 일명 '수면 호르몬'이라 불리며 생체 리듬을 조절하는 멜라토닌도 그렇다. 생리 주기 후반기에는 멜라토닌 분비와 그 비율이 불균형한 상태로 바뀌는데, 이 때문에 이 시기에 수면 장애가 생긴다고 볼 수도 있다.

한편, 뇌하수체에서 분비되는 호르몬인 프로락틴의 역할 때문이라는 주장도 있다. 예를 들어 갑상샘저하증(갑상샘 호르몬을 충분히 생성하지 못하는 갑상샘 기능 장애)의 경우, 몸에서 프로락틴을 과다하게 만들어 내서 팽만감, 두통, 부종을 일으키기도 한다.

그러나 호르몬만이 PMS를 일으키는 건 아니다. 학자들은 다른 원인 역시 존재할 수 있다고 설명한다.

예를 들어 뇌의 신경전달물질(한 세포에서 다른 세포로 정보를 전달하는 일종의 화학 메신저) 역시 프로게스테론과 에스트로겐의 영향으로 불균형 상태에 이를 수 있고, 이로 인해 여러 문제가 발생할 수도 있다. 잘 알려진 신경 전달물질 중 하나인 '행복 호르몬' 즉, 세로토닌은 사람의 기분에 영향을 준다. 그래서 세로토닌의 양이 변화하게 될 때(주기 막바지에 급감하는 경향이 있다), 우리의 기분과 행복감, 심리적 균형 역시 요동치게 된다.

지금까지 설명한 신체적, 심리적 원인 외에 다른 원인 역시 존재할 가능성이 있다. 유전적 특성(당신의 어머니가 하드코어 PMS를 겪었다면, 당신 역시 그럴 확률이 높다)을 이야기하기도 하고, 사회적 환경과 믿음(만약 사람들이 당신에게 생리가 금기이고 생리 때문에 고통받을 것이라고 말한다면, 이 때문에 PMS 시기 동안 무의식적으로 통증이 생길 수도 있다)을 언급하기도 한다. 생리 주기 후반

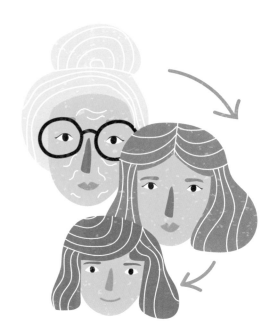

기에 느끼는 심리적 상태는 말할 것도 없다. 스트레스와 불안에 매우 민감하고, 개인적인 문제를 가지고 있는 사람 또는 마음이 편치 않은 사람들은 제어하기 힘든 PMS를 겪을 확률(불운의 확률)이 더 높다. 물론, 이것은 정확한 과학적 사실은 아니고 사람에 따라 각기 다르다.

결국 PMS의 원인과 이유에 대해서는 알려진 게 거의 없고, 하나의 이유보다는 여러 가지가 복합적으로 작용해서 발생한다고 할 수 있다. 특히 PMS가 시급하고 중요한 연구 주제로 여겨지지 않는 만큼, 아직도 알아내야 할 정보들이 많이 남아 있다.

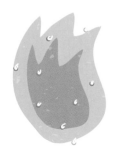

관심받지 못하는
불편함

만약 여러분이 주위 사람들에게 PMS 이야기를 꺼낸다면 분명 대부분
은 제대로 알아듣지 못하거나, 눈을 동그랗게 뜨고는 대체 그게 뭐냐고
물어볼 것이다.

여러분의 가족이나 친구에게만 국한된 이야기는 아니다. 의료계 종사
자들 역시 PMS에 관한 이야기가 나오면 당황스러움을 감추지 못한다.
어떤 의료진들은 PMS가 실재하지 않으며 사람들의 머릿속에서 만들어
진 것이라 말하고, 좀 더 열린 생각을 가진 일부는 자신들도 PMS에 대
해 잘 알지 못한다고 솔직히 고백한다. 우리 이야기에 진지한 태도로 귀
를 기울이고, 함께 해결 방법을 찾으려 노력하는 조산사, 산부인과 전문
의, 의사를 만나는 건 매우 드문 일이다.

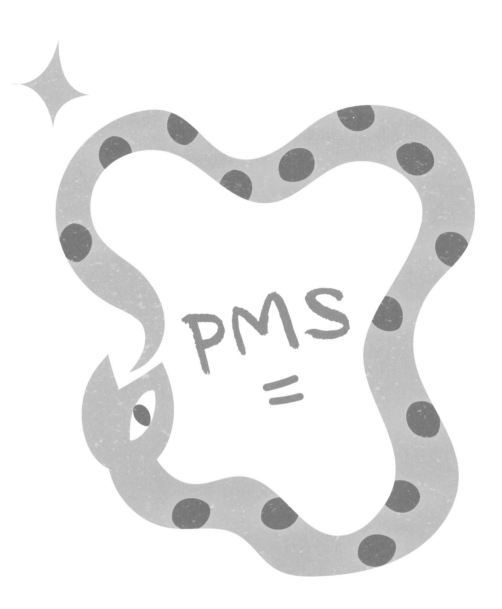

그런데 PMS로 인한 문제는 PMS 그 자체보다 훨씬 더 폭넓게 작용한다. 여성의 생리 주기, 그리고 생리에 관련된 일이기 때문이다. 앞장에서는 수백 년 동안 생리가 어떤 방식으로 무시되어 왔는지, 왜 지금까지도 일종의 사회 금기로 취급받는지 살펴보았다. 물론, 변화가 생기고는 있지만 여전히 문제는 남아있다. 생리는 부끄러운 주제이며 숨겨야 하고, 이야기하지 말아야 한다는 것은 PMS를 포함한 생리와 연관된 모든 것에게 설 자리를 주지 않는 것과도 같다.

2019년 7월, 〈르몽드〉의 한 기사[5]에서는 생리와 PMS에 관한 연구가 부족하다는 사실을 지적했다. 기사는 1931년에 처음 소개된 이 증후군을 설명하면서 PMS에 대한 검증된 치료법이 아직 나오지 않은 이유가 학자들의 무관심 및 관련 연구를 진행할 재정 지원이 부족하기 때문이라고 설명했다. 관련 연구가 거의 없으므로 PMS가 잘 알려지지 않았고, 잘 알려지지 않았기 때문에 PMS는 사람들의 관심 밖이어서 연구도 거의 이뤄지지 않는 악순환이 되풀이되는 것이다. 해당 기사를 작성한 기자는 생리 주기 장애와 관련한 연구를 할 때 존재하는 성차별적 관점에 대해서도 강조했다.

> "여성의 몸에서 가장 기본적이고 중대한 생물학적 과정에 남아 있는 금기 외에도, 여성들이 토로하는 통증들이 과소평가 되거나 부정당하는 일유를 성차별적 관점에서 찾을 수 있다. 미국 메릴랜드 대학교의 두 여성 교수가 2003년 발표한 문헌조사에 따르면, 의사들은 여성들이 남성들보다 대체적으로 더 심각한 만성적 통증을 겪고 있음에도 여성이 묘사한 통증을 남성이 묘사한 통증보다 심각하지 않은 것으로 간주했다. 의사들이 여성의 통증을 감정의 영향으로 나타나는 것이라 판단했기 때문이기도 하고, 역사적으로 의학 연구는 남성 환자에 대해 주로 이뤄졌기 때문이다. 남성 환자들에게서 나타나는 증상들이 여성 환자들의 증상과는 아주 거리가 먼데도 말이다."

5. 'Pourquoi la science tarde encore à s'intéresser aux règles
   (과학은 왜 여전히 생리에 관심을 갖지 않는가)' 〈르몽드〉 온라인, 2019.7.5.

생리 시작 4~5일 전부터 내 머릿속은 카오스 그 자체다. 모든 면에서 내 존재를 의심하며, 부정적인 생각을 되새김질하고, 이유 없이 눈물을 흘리거나 주체할 수 없는 공격성으로 배우자 및 아이들과 말도 안 되는 언쟁을 한다. 신체적인 증상으로는 피로가 가시지 않고, 졸려도 잠을 잘 수 없으며, 그래서 집을 대청소한다. 머리가 깨질 듯이 아프고, 가슴은 곧 터질 듯 부풀어 오르며, 뾰루지까지 올라오고, 정크 푸드만 먹어대고 싶다. 이런 증상은 생리가 시작되기 직전까지만 계속되는데, 마치 갑자기 어둠이 걷히고 태양이 나타나는 기분이다. 사실 2021년 9월에 자궁 절제술을 받으면서 더 이상 이런 증상을 경험하지 않아도 될 것이라 생각했지만 오산이었다. 생리 주기가 되면 여전히 난소들이 내 기분을 결정한다. 이제 자궁이 없는데도 언제 생리가 시작될지 너무나 정확히 예측할 수 있다.

PMS를
식별하는 방법

가이 에이브러햄 박사의 분류법

미국인 의사, 가이 에이브러햄은 PMS에 잘 대처할 수 있도록 PMS를 증상에 따라 네 개의 유형으로 나누었다.

♥ **A형(불안형)** : 과민함, 기분 장애가 두드러짐

♥ **H형(수분 증가형)** : 부종, 수종이 두드러짐

♥ **C형(욕구형)** : 극심한 허기, 단 음식에 대한 탐닉, 현기증, 실신 등이 두드러짐

♥ **D형(우울형)** : 슬픔, 울고 싶은 마음, 혼란, 자살 충동 등이 두드러짐

PMS 때 정확히 몇 가지 증상이 나타나는지는 정해진 바가 없고, 증상들은 항상 주기 후반기에 동시다발적으로 나타나기 때문에 PMS를 식별하기가 어렵다. 그러나 자신이 PMS를 겪고 있는지 아닌지 알아볼 수 있는 '간단한' 방법이 하나 있는데, 증상을 관찰하며 파악하는 방법이다. 자기 몸에 세심하게 주의를 기울이면서 몇 달에 걸쳐 주기를 지속해서 기록하면 된다. 노트에 메모를 해도 되고, 클루Clue나 피리어드 트래커Period Tracker 같은 애플리케이션을 이용할 수도 있다. 특히 클루 앱은 PMS가 시작될 때 알림을 보내주기도 하는데, 덕분에 이 현상을 놓치지 않고 감정에서 한발 물러서 있을 수 있다.

서너 번의 주기마다 한 번씩 증상이 되풀이되고, 만성적인 상태라면 PMS가 확실히 있다고 생각할 수 있다.

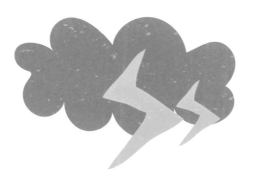

**예외적인
질병일 경우**

주의 : 신체적, 심리적 통증이 주기 초반과 중반에 나타나고 생리 주기 후반기와 관계가 없다면 다른 질병이 원인은 아닌지 반드시 의사와 상담해 봐야 한다. 예를 들어 여성 열 명 가운데 한 명이 걸리는 자궁내막증은 일부 증상이 PMS와 유사하지만, 그 증상들이 주기 막바지에만 나타나지는 않는다.

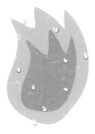

BINGO ✪ PMS

만약 그게 생리 전 불쾌 장애라면?

국제생리전장애협회IAPMD[6]는 협회 홈페이지에 이 장애에 대한 꽤 완벽한 정의를 설명해 놓았다. "생리 전 불쾌 장애란, 호르몬에 기반한 주기적 기분 장애로 생리 전 또는 황체기에 나타나는 증상을 의미한다. 생리 시작 후 며칠 내에 증상이 완화되며, 가임기에 있는 AFAB[7] 중 약 5.5%가 겪고 있다."

PMDD의 가장 큰 문제는 경계선 성격 장애나 양극성 기분 장애로 오인할 수 있다는 점이다. 대부분 자살 충동이 아주 강하고, 이를 제어하기 어려우며, 매달 생리 시작 전에 같은 상황을 겪는다는 점 때문에 일반적인 PMS와 구별된다.

---

6. iapmd.org

7. Assigned Female At Birth(출생 시 여성으로 지정된)의 약어다. 젠더정체성과 무관하게 출생 시 부여받은 지정성별이 여성임을 의미한다.

IAPMD 협회 홈페이지에 소개된 2017년의 한 연구와 2013년에 발표된 DSM-5[8]에 따르면 PMDD로 진단하기 위해서는 당사자가 자신의 생리 주기 후반기 동안 아래에 소개된 증상 가운데 적어도 다섯 가지를 겪고 있어야 하며, 처음 네 가지 증상(일명 '주요 감정적 증상') 중 하나가 포함되어야 한다.

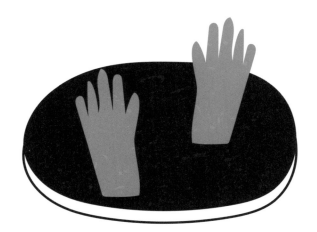

＊ 기분 및 감정 변화(예를 들어, 급격한 기분 변화, 갑작스러운 슬픔 또는 눈물, 거부 민감성 증가)

＊ 생리 주기가 다가올 때 반복되는 자살 충동

＊ 과민함, 분노 또는 대인 갈등 증가

＊ 우울한 기분, 절망감, 스스로가 무가치하다는 느낌 혹은 죄책감

＊ 불안, 긴장, 흥분하거나 예민해진 느낌

＊ 일상생활(일, 학교, 친구, 여가)에 관한 관심 저하

＊ 집중이나 생각의 어려움, 브레인 포그Brain fog

＊ 피로 또는 에너지 부족

＊ 식욕 변화, 극심한 허기, 영양과다 또는 폭식

＊ 수면 과다 또는 불면

＊ 스스로 한계를 넘어서거나 통제가 불가능한 느낌

＊ 민감해지거나 부풀어 오른 가슴, 관절 또는 근육 통증, 팽만감 또는 체중 증
　가 등의 신체 증상

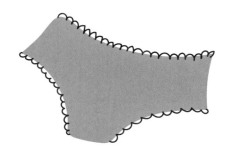

PMDD는 PMS와 마찬가지로 정확히 파악하기도, 진단하기도 어렵다. 의사들이 잘못 이해할 때도 있고, 어떤 의사들은 존재 자체를 믿지 않기 때문이다. PMDD임을 인지하고 치료를 받을 수 있도록 하기 위해서는 아직 갈 길이 멀다.

PMDD에 대한 이해 부족으로 인해 의료 전문가들에게 답변을 들을 수 없는 많은 이들은 자가 진단을 한다. 하지만 자가 진단은 많은 윤리적 문제를 초래한다. 그래도 하는 게 좋을까?

심리적 문제?

DSM-5에서 PMDD는 기분 장애로 정의되어 있다. 그러나 사실은 그리 간단하지 않다. 퀘벡의 도시 가티노Gatineau에 PMS 전문 클리닉을 세운 정신과 의사 리샤르 베르쥬롱은 〈라가제트 데팜La Gazette des Femmes〉[9] 2020년 9월호에서 이렇게 설명했다. "PMDD는 신경내분비계 문제다. 심리적인 문제가 아니라 심리적인 영향을 일으키는 요소다."

---

9. 〈라가제트 데팜〉은 캐나다 퀘벡에서 발행되는 여성 잡지다. 해당 기사는 다음 링크를 참고하자.
  https://gazettedesfemmes.ca/20081/le-trouble-dysphorique-premenstruel-une-souffrance-meconnue

이 질문에 대한 적절한 답변은 없다. 하지만 앞서 나열한 증상 가운데 해당하는 것이 있다면 당신이 PMDD를 겪고 있을 확률이 아주 높으므로 정확한 진단을 내려줄 수 있는 의사를 찾아가기를 진심으로 권유한다. 하지만 그렇게 할 수 없는 경우라면, 남은 인생을 명확한 해답 없이 살아가야 하는 걸까? PMDD에 대한 치료법이 존재하지 않는 현재 상황에서는 당신의 몸과 마음에 걸쳐 벌어진 일을 인식하고, 또 더 잘 이해하려고 노력하는 것이 가장 중요하지 않을까?

나는 운이 좋게도 캐나다에서 의료 전문가들로부터 PMDD 진단을 받았는데, 내가 겪는 어려움이 무엇인지 명확히 알게 되고 또 이런 일을 겪는 게 나 혼자가 아니라는 사실을 깨닫고는 큰 안도감을 느꼈다. 그러나 이 PMDD의 현실은 나 홀로 맞서야 하고, 이 문제를 더 잘 이해하기 위해 스스로 계획하고 나만의 자연 요법을 찾아야 한다는 사실이다.

생리 전 불쾌 장애

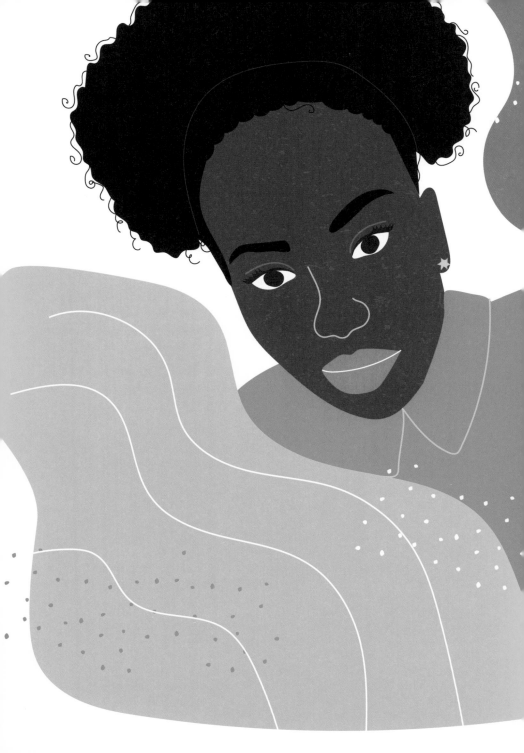

프리실라,
@tdpmetmoi 계정 개설자, 비영리 단체 'La Culotte Rouge' 대표, 작가

본인 소개를 부탁한다.

내 이름은 프리실라 뤼뱅이고 서른네 살이다. 인스타그램 계정 @tdpmetmoi('PMDD와 나'라는 의미의 프랑스어-옮긴이)를 개설했고, 청소년을 대상으로 생리에 대해 교육하는 비영리 단체 '라퀼로트루주La Culotte Rouge'('빨간 팬티'라는 의미의 프랑스어-옮긴이)의 대표이며, 『나의 총알 다이어리, 나는 생리 주기에 맞춰 계획을 세운다Mon Bullet Agenda, Je m'organise autour de mon cycle menstruel』[10]라는 책을 집필했다.

인스타그램 계정 @tdpmetmoi를 보면 생리 전 불쾌 장애를 겪는 사람으로서 당신의 여정을 볼 수 있는데, 당신에게는 PMDD가 어떤 식으로 나타나는지 설명해 줄 수 있는가?

PMDD 때문에 배란기에 나의 심리 상태가 심하게 변한다. 마치 나의 뇌 안에서 스위치가 꺼져서 세상이 온통 회색으로 변한 느낌이다. 의기소침하고, 피곤하며, 불안하고, 평소에 즐겁게 하던 활동들에서 재미를 느끼지 못한다. 가슴이 아프거나 배가 부풀고, 과식을 하는 등 신체적 증상도 나타나는데, 일상을 현저히 해치는 건 확실히 심리적 증상들이다.

의료 전문가로부터 진단을 받을 수 있었는지 궁금하다. 만약 받았다면 어떻게 받았는지, 못 받았다면 그 상황이 어떻게 됐는지 설명해 달라.

지금까지 네 번의 자살 시도를 했는데, 늘 생리 시작 하루 전이었다. 네 번째 시도 후 병원 침대에

---

10. Kiwi, 2020.

누워 있을 때 내가 겪던 어려움이 무엇인지 명확하게 알게 되었다. 나의 정신 상태와 생리 주기 사이에 연관이 있을 것 같다는 이야기를 병원 의사들에게 반복해서 말했지만 그들은 무관심했다. 그런 무관심에 지쳐 구글에 '자살, 생리'를 검색해 보다가 '생리 전 불쾌 장애'라는 용어를 찾은 것이다. 나에게 그것은 새로운 발견이나 다름없었다. 영국의 한 페이스북 그룹 페이지에 내 이야기를 올려 조언을 구했는데, 그룹 멤버들에게 이런 답을 받았다. "PMDD인 것 같다. 지금 바로 조치해야 한다." 그 여성들은 런던에 있는 전문 클리닉의 이름을 알려주었고 (당시 런던에 살고 있었다) 나는 치료를 받았다. 프랑스로 돌아온 후에는 안타깝게도 또다시 의사들의 완전한 무관심을 마주해야 했다. 나를 진료하던 의사는 내가 받았던 치료를 관두게 하며 이렇게 말했다. "환자분은 그저 우울한 것뿐이니 항우울제를 처방해 드리겠습니다."

생리 전 불쾌 장애에 대한 첫 정보들을 어디서, 어떻게 얻게 되었는지 궁금하다.

페이스북 그룹 페이지에서 얻었고, 영어로 된 자료를 많이 읽었다. 프랑스어로 된 자료는 거의 없었다. 이후 SNS를 중심으로 언론에서도 점점 이 주제가 많이 언급되고 있다.

당신이 겪던 문제를 정확히 인지하고 난 뒤, 안도감을 느꼈는가? 그리고 그 문제를 조금 더 잘 이해하는 데 도움이 되었는지 궁금하다.

안도감을 느꼈다. 그전에는 내가 미쳤다고, 해결책은 없다고 생각했기 때문이다. 고통의 실체를 알고 나니 내가 겪던 증상들을 더 잘 이해하게 되었고, 그 문제를 거스르는 것이 아닌 그 문제를 중심으로 인생을 설계할 수 있게 되었다.

현재, PMDD와 잘 살아갈 수 있는 당신만의 비법이 있다면?

내 비법은 이렇다.

• 내가 언제든 약속을 취소할 수 있는 사람이라는 사실을 알고, 이해해 줄 수 있는 친절한 사람을 곁에 둘 것

- 인지행동치료(또는 CBT라고 부름. 두려움, 불안, 문젯거리 등에 맞서기 위한 호흡, 생각 재구성, 이완 등 구체적인 훈련을 이용한 간단한 요법)를 받음
- 염증을 없애는 식단(당분이 없고, 소화가 힘든 단백질 및 지방이 적은 식단)을 섭취하고 금주할 것
- 운동을 할 것
- 헛되이 이 문제와 싸우지 않고 받아들일 것

이 문제에 관해 이야기하기 위해 인스타그램 계정을 만들었던데, SNS에서 생리 관련 문제를 이야기하는 게 어떤 이점이 있다고 생각하는가?

SNS에서는 사람들이 생리에 관한 문제를 자유롭게 이야기할 수 있고, 외롭고 혼자라고 느끼는 많은 이들이 목소리 낼 수 있는 기회가 주어진다. 또한 SNS 덕분에 모든 사회 및 문화 계층의 사람들이 생리에 대한 필수적인 정보를 얻을 수 있다.

PMDD를 겪는 사람들에게 어떤 조언을 해줄 수 있는가?

먼저 죄책감을 느끼지 않도록 노력해야 한다. 이게 개인의 성격 문제가 아니라, 세포에서 일어나는 화학 반응이라는 사실을 사람들은 종종 잊는다. 두 번째로 자기 자신에게 친절하며, 생리 주기의 특성을 존중하자. 생리 주기에 더 피곤한 것은 당연하다. 세 번째는 완치로 가는 길이 멀고 험할 수 있지만 그래도 가능하다는 사실을 기억하면 좋겠다.

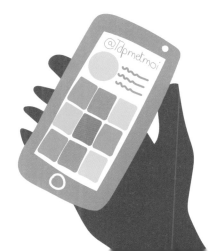

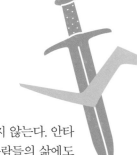

PMS가
미치는 영향

PMS는 혼자서 신체적, 심리적 증상을 느끼는 걸로 끝나지 않는다. 안타깝게도 한 달에 여러 날을 PMS와 함께 살아가야 하는 사람들의 삶에도 영향을 미친다.

PMS로 고통받는 사람들은 자기 내면으로 숨어들고, 사회생활에서 물러나는 경향이 있다. 일단 고통스러운데다가 자신감을 잃었고, 더 이상 에너지가 없으며, 상황을 더 악화하는 일종의 죄책감을 키우기 때문이다. 예컨대 주위를 돌아볼 의욕도, 여력도 없는 것이다. 경련이나 팽만감, 소화불량, 수면 장애, 그리고 다른 '즐거움'을 겪다 보면 '정상적인' 생활을 하기가 점점 어려워진다. 그러다 보면 친구들과 파티를 하러 나간다거나 아니면 단순히 친구들과 시간을 함께 보내는 것조차 힘들다.

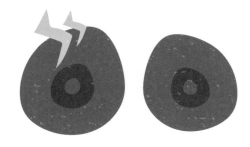

PMS(그리고 더 나아가 PMDD)는 성생활과 연애 관계에도 아주 부정적인 영향을 끼친다. 몸이 힘들면 성적인 관계를 맺고 싶은 마음도 별로 없다. 자신을 믿지 못하거나 자신감이 없을 때, 그리고 파트너가 자신의 문제를 이해하지 못한다는 기분이 들 때는 섹스를 하고 싶은 마음도 들지 않는다. 상대방이 내게 문제가 있다는 사실을 파악하지 못하고, 그 문제를 잘 알지 못해서 별일 아닌 것으로 치부하거나, 단순히 나를 믿지 않으면 커플 관계에 '금'이 간다는 느낌을 받을 수도 있다. PMS를 겪는 동안에는 대화가 단절돼 관계가 더욱 복잡하고 예민해진다.

가정생활에 미치는 영향이 매우 클 때도 있다. PMS와 동반되는 에너지 손실, 사기 저하, 불안, 예민함, 조급함 등이 가족 구성원, 특히 자녀들과의 관계를 어렵게 만든다. 집 안에서 너무나 활기 넘치는 존재의 요구, 외침, 소란스러움에 어떻게 대처할 수 있겠느냐 말이다.

직업 생활도 영향을 받을 수 있다. 통증 때문에 허리를 펼 수도 없는 상태에서는 일하러 가기도 쉽지 않고, 뇌가 제자리에 있는 것 같지 않을 때는 집중을 하기도, 주의를 기울이기도 힘들다. 게다가 회사나 고용주 측에서는 생리나 그와 관련된 문제들에 대한 이해(와 인식)도 많이 부족하다. 신체적, 정신적 통증을 안은 채 매달 고비를 넘기기 위해 휴가내는 것 외에는 해결책이 없다는 생각에 우리는 또다시 혼자라고 느끼게 된다.

헤어날 수 없는 악순환에 빠지는 것과 다름없다. 우리는 다른 사람들의 응원과 지지가 필요한데, PMS는 우리를 다른 사람들에게서 멀어지게 만든다. 우리 자신도 이 문제를 어떻게 설명해야 할지 모르기 때문에 타인들(친구, 연인, 동료 등)은 더 멀어진다. 그들은 PMS를 겪는 사람이 왜 자기 안으로만 움츠러드는지 이해하지 못하기 때문이다. 그래서 우리는 더욱 소외되고, 혼자서 통증을 견딘다.

개인적으로 PMS는 내게 유리 감옥 같다. 세상은 계속해서 돌아가고 있지만, 유리 감옥 안에 있는 나는 아무것도 할 수 없다. 내게 일어나는 일을 주변 사람들에게 알리고 싶지만, 그 어떤 것도 할 수 없는 관객처럼 느껴진다. 증상들을 완화하는 방법은 여러 가지가 있겠지만, 주변 사람과의 대화가 가장 좋은 치료법이라고 생각한다. 믿을 만한 사람에게 털어놓고, 온정의 보호막을 만드는 건 쉬이 지나갈 수 없는 이 시기에 가장 중요한 역할을 한다.

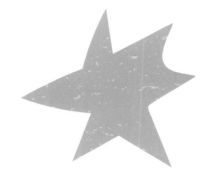

몇 년 전까지만 해도 나는 내가 한 달에 한 번씩 미친다고 생각했다. PMS에 대해 전혀 들어본 적이 없었고, 생리와 연관 지어 생각해 본 적도 없다. 그래서 내게는 상황이 더 복잡했다. 그러다 우연히 '@SPMtamère' 계정을 보게 되었고, 이렇게 말했다. "이런, 젠장! 바로 이거야아아아아아아!" 그렇게 나는 엄청난 죄책감과 어깨 위의 부담감을 덜어낼 수 있었다. 그제야 모든 게 말이 되었다. 모든 게 다 호르몬 때문이었다. 덕분에 내 몸을 더 잘 이해할 수 있게 되었고, PMS를 더 잘 관리할 수 있게 되었다(물론, 다달이 매번 다르지만). 나의 PMS는 생리를 시작하기 1~2주 전부터 시작되는데, 신체적인 증상보다는 정신적인 증상으로 더 많이 드러난다. 피로도 너무 심하게 느껴지기는 하지만, 최악은 내

마음이 느끼는 감정이다. 아무것도 되는 일이 없고, 내 인생은 잘못되었다는 감정에 휩싸인다. 더불어 친구도, 사랑도, 행복도 가질 자격이 없는 쓰레기 같다는 기분이 들기도 한다. 자기 일이 아니면 이렇게 말할 수도 있을 것이다. "아니, 그래도 분별력 있게 중심을 잘 잡아야지." 그렇지만 그렇게 하기가 정말로 어렵단 말이다아아아아아. PMS가 쳐들어오면 나는 그저 모든 것을 받아들이고, 이불 속에서 엉엉 울거나 스물두 살 여성의 사소한 걱정들 속에 녹아버리고 싶은 생각뿐이다. 얼마전부터는 CBD 오일의 도움을 받고 있다. 남자친구가 저녁에 만들어 먹을 파히타에 곁들일 소스를 잘못 사와서 곧 폭발할 것 같고, 남자친구와 싸울게 될 것 같은 순간에 CBD 오일을 몇 방울 떨어뜨리고 크게

심호흡을 한 뒤 긴장을 푼다. 물론, 그 어떤 것으로도 진정할 수 없을 만큼 호르몬이 심하게 날뛰는 저녁들도 있다. 그러나 진짜로 CBD 오일이 내 인생을 완전히 바꿔 놓았다. 또한, 내가 느꼈던 것들에 대해 명확히 알고난 뒤, 주변 사람들에게도 내 상태를 설명할 수 있게 되었다. 남자친구에게도 확실하게 말했다. "내가 PMS 기간이라고 말하면 내 행동을 분석하려 하지 말고, 그냥 미친 채로 둬라. 그리고 아무 일도 없었던 것처럼 꼭 안아주면 된다!" 그랬더니 상황이 훨씬 나아졌다.

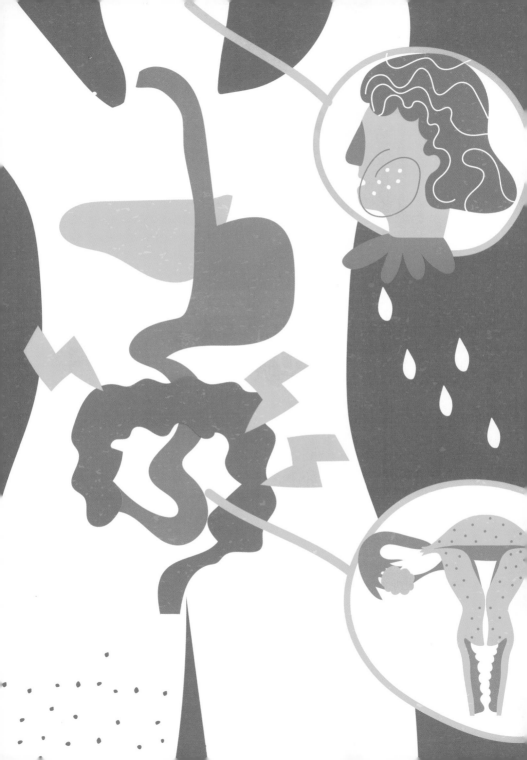

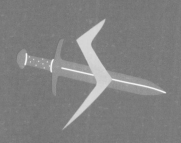

신체적 증상
이해하고 수용하기

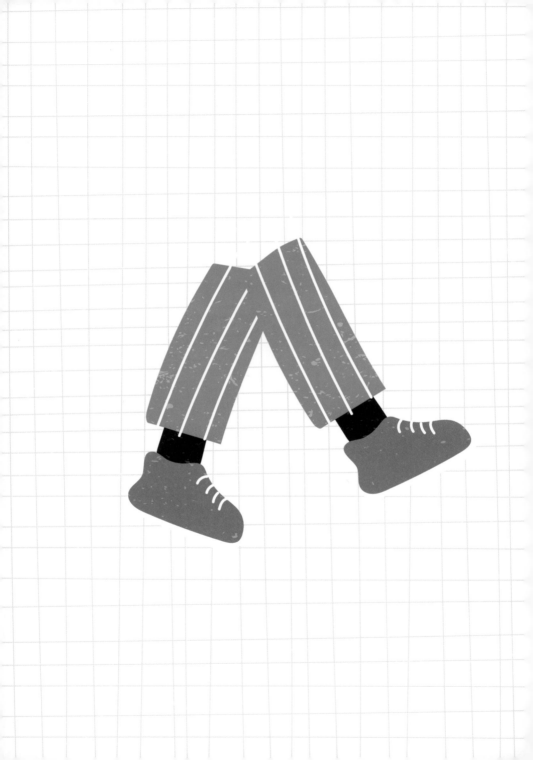

생리 시작 며칠 전부터 혹은 심한 경우 2주 전부터 몸이 안 좋다고 느껴지기 시작하면 PMS를 겪고 있다는 뜻이다.

개인마다 신체적 증상은 매우 다양하게 나타나지만, 그중에서도 가장 흔하게 나타나는 증상들을 이 장에서 소개할 예정이다. 증상을 강하게 느끼거나 약하게 느낄 수도 있고, 생리를 할 때마다 느낄 수도 있고 아닐 수도 있으며, 모든 사람이 전부 겪지는 않는다. 또한, 이번 주기에는 이런 증상을 느꼈는데 다음 주기에는 다른 증상을 느낄 수도 있다. 우리의 정신과 마음 상태, 체형 등에 따라 증상은 아주 다양하게 발현된다.

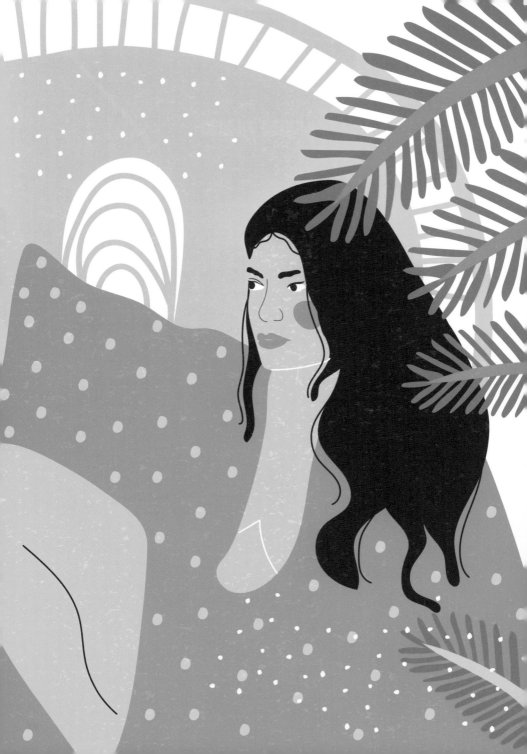

알리오나,
@Laprédiction 계정 개설자

본인 소개를 부탁한다.

나는 알리오나라고 한다.

@Laprédiction('예언'이라는 뜻-옮긴이)이라는 인스타그램 계정을 운영하고 있다. 초반에는 에로틱한 피드 위주였지만, 점점 더 관능적이고 예술적이면서도 페미니스트적인 피드를 올리고 있다. 아트디렉터로 일하고 있지만 다양한 분야를 아우르는 아티스트다. 행사 기획, 상감 세공, 사운드 디자인, 사진 촬영 등을 한다.

본인에게는 PMS가 어떤 식으로 나타나는가?

나는 다낭성 난소 증후군[11]을 앓고 있다. 그래서 생리가 매우 불규칙하고 통증이 심하며 기간이 짧음

에도 양이 아주 많다. 13년 동안 지속적으로 피임약을 복용했고, 이 때문에 내 몸에서 일어나는 일을 제대로 느끼지 못했다. 피임약 복용을 중단하고 자궁 내 피임 장치를 삽입했는데, 그때 PMS를 발견하게 되었다. PMS는 생리 전 일주일, 생리 후 일주일, 그리고 당연히 생리 도중에도 나타났다. 공격성이 아주 급격히 올라갔고, 예민해졌고, 충동성이 도드라졌다. 심한 신체이형장애[12]도 겪었다. 나자신이 마치 온몸을 공격당해 다친 암사자 같았다. 아무도 나를 찾지 않고, 홀로 조용히 있는 시간이 필요했다. 극심한 생리통에 시달렸고, 배는 돌덩이처럼 단단했으며, 소화에 문제가 생겼고(변비), 내가 아닌 다른 누군가가 나를 지배하는 것만 같았다. 피임 장치 삽입후 PMS가 훨씬 심해졌고, 결국 4년

---

11. 난소(뇌와 연관된)의 호르몬 이상으로 PCOS라고도 불린다. 본래 여성에게서는 소량으로 분비되는 남성호르몬 안드로겐과 테스토스테론을 과도하게 생성한다. 그 결과, 혈중 테스토스테론 농도가 증가해 불임, 다모증을 유발하고 당뇨 등의 합병증을 일으킨다.

12. 사소한 신체적 결점이나 체중 등에 집착해 자신의 모습을 있는 그대로 바라보지 못하고, 자신의 외모에 문제가 있다는 생각에 사로잡히는 현상이다.

만에 더는 이대로 살 수 없다는 결론을 내렸다. 장치를 빼고 나서야 나는 '진짜 인생'을 찾았다. 몸의 자연스러움을 느낄 수 있는 인생을 말이다. 솔직히 말하면 조금 더 일찍 그렇게 했어야 했다. PMS가 너무 심해서 다른 사람에게 상처를 주게 되는 상황이 사실은 너무 두려웠기 때문이다.

물론, 생리는 여전히 불규칙하다. 그러나 PMS는 많이 줄어들었다. 더 이상, 그 어떤 공격성도 느껴지지 않는다. 그래도 여전히 생리 시작 이틀 전이면 밤새 외모가 완전히 바뀌어 버린 듯 내가 못생기게 느껴지고, 마음이 요동쳐 누가 고양이 영상을 틀기만 해도 바로 눈물 수도꼭지가 열린다. 또한 아주 로맨틱해지고, 거의 사춘기나 다름없는 상태가 되어 어른의 인생은 재미가 없고, 어떤 프로젝트에도 참여하고 싶은 마음이 없어진다. 그리고 무척 피곤하다. 기회만 있으면 침대나 소파에 누워있는데, 가끔은 언제든 기절할 것 같은 느낌이 들기도 한다. 너무 급하게 일

어서면 현기증이 느껴지고, 뭔가 기름진 음식을 먹어야만 해서 건강하게 먹는 것이 불가능하다. 늘 엄청난 생리통에 시달려 왔는데 안타깝게도 생리통은 그대로다. 물론 시간상으로 짧아지기는 했지만 말이다.

어떻게 PMS를 알아차리는지 궁금하다.

우선 난소들이 당기는 느낌이 나기 시작하는데, 그게 첫 번째 신호다. 그다음에는 가슴이 예민해지고 신체이형장애와 피로감이 몰려온다. 항상 경련이 오고, 가슴이 민감해지면서도 매번 거울을 보며 "대체 왜 이렇게 추한 모습인 거야!"라고 말하거나, 대체 왜 이렇게 피곤한지 의문을 품는다. 생리가 다가오기 때문이라는 사실을 잊고, 생리가 시작되고 나서야 왜 그렇게 느꼈는지 알게 된다. 게다가 생리가 불규칙하므로 PMS가 생리 기간과 상관없이 나타날 때도 있다. 그냥 그렇게 아무 때나 말이다. PMS가 나타나고, 멈추고, 2주가 지난 뒤 생리가 시작된다.

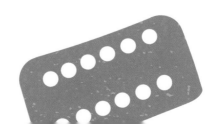

84

인스타그램 계정 @Laprédiction 은 육체의 다양성과 관능성에 대한 주제를 다룬다. 섹스가 PMS 로 인한 생리통에 좋은 점이 있다고 생각하는가?

그렇다고 생각한다. 오르가슴이 생리통을 감소하는 데 도움이 된다는 사실은 이미 증명되었다. 내 생각에 PMS의 원인은 호르몬 변화 때문인 것 같다. 급격한 호르몬 증가에 대해 살펴보는 것도 좋은 방법이라고 생각한다.

나는 PMS를 겪고 있는 게 느껴지면 누가 내 몸을 만지는 걸 참을 수 없다. 물론, 그렇다고 내가 자위행위를 하지 않는다는 건 아니다. 성적 쾌락을 위해서라기보다는 그냥 진정시키는 효과 때문이다. 모두가 똑같은 PMS와 생리통을 겪지는 않는다. 그러므로 단순히, 효과가 있으니 그 방법대로 해야 한다고 말할 수는 없다.

나처럼 누군가 자신을 만지는 게 싫을 수도 있고, 스스로를 만지는 게 싫을 수도 있으며, 아예 반대의 경우일 수도 있다. 느끼는 바가 서로 다르고 개인마다 생리의 양상은 각기 다르다.

생리 중에 성행위를 하고 싶은데 파트너에게는 말할 용기가 없는 사람들에게 해줄 수 있는 조언이 있는가?

누군가와 사귀면서 쉽지만은 않은 주제를 다뤄야 했을 때, 나는 집보다 바깥 장소를 선호했다. 어려운 대화가 반드시 스트레스라고는 할 수 없다. 어쨌든 나는 스트레스에서 시선을 돌리고, 오히려 열린 마음으로 관계를 더욱 돈독히 하고 소통할 수 있는 기회를 만든다. 나와 파트너 두 사람 다 잘 모르는 곳에서 술 한잔을 하면 둘 다 새로운 공간을 탐색하게 되고, 그러면 둘 사이에 유대감이 깊어지고 친밀감이 늘어나며 데이트의 분위기가 고조된다. 섹스 이야기를 하지 않아도 서로를 충분히 유혹할 수 있다. 그러면 자신감이 생긴다. 좋은 칵테일 한 잔과 안전하고 예쁜

장소, 그리고 조금 조용한 자리에서라면 이야기하지 못할 건 아무것도 없다.

오늘날 우리는 새로운 성 혁명의 시대를 살고 있다. 성적 환상이 점점 더 수용되고 에로티시즘이 다양한 형태로 나타난다. 그렇지만 생리는 이런 성적 환상 속에는 존재하지 않고, 오히려 불쾌한 것들 쪽에 자리한다. 이 점을 어떻게 설명할 수 있을까?

사람들은 아직도 생리에 대해 많은 것을 알지 못한다. 부인과 의사들은 우리의 자궁이 어떻게 기능하는지 알고 있지만, 생리하는 사람들의 일상에서 생리 주기가 어떤 영향을 미치는지는 거의 알지 못한다. 그래서 당신의 인스타그램 계정이 존재한다는 게 정말 다행이다. 어떤 주제에 대해 잘 알지 못할 때, 사람들은 그 주제의 실체와는 다른 환상을 품거나 두려워한다. 안타깝게도 잘 모르는 것은 환상보다는 두려움을 만들어 내는

데, 그렇지 않았다면 사람들은 훨씬 열린 생각을 가졌을 것이다.

오랜 시간 우리가 감춰야만 했던 것을 이제는 더 많이 드러내야 한다. 우리 몸이 더럽다는 말은 너무 비열한 말이다. 외음부의 냄새든, 분비물이든, 생리든, 털이든, 남성들이 우리를 어떻게 괴물처럼 묘사했는지를 다 아는데. 남성들이 여전히 우리와 자고 싶어 한다는 사실이 놀라울 따름이다. 생식기관 외에도 인간의 몸을 알아가는 것은 중요하다. 조금 더 많은 관심과 호의, 열린 마음이면 생리는 더 이상 금기가 아니고 에로틱한 상상 속에서도 자리를 찾을 수 있을 것이다.

개인적으로 PMS가 삶에 영향을 주고 있는가? 그렇다면 어떤 방식으로 영향을 미치는가?

영향을 주고 있다. 예전보다는 덜하지만, 분명 영향이 있다. 여성으로 사는 게 참 힘들다고 생각한

다. 매달 같은 말을 되뇐다. 이 짐을 지고 싶지 않다고, 주기적으로 고통 받고 싶지 않다고, 생리 전후에 정신적 부담감을 지고 싶지 않다고 말이다. 생리를 하지 않을 때도 나는 생리를 생각한다. 더는 생각나지 않을 때까지 버티다 보면, 짠! PMS가 나타나고 뒤이어 다음 생리가 시작된다. 운이 좋은 경우에 말이다.

호르몬이 자연스러운 방법으로 안정되면 좋겠다. PMS를 덜 고통스럽게 겪을 수 있는 방법이 하루빨리 발견되었으면 좋겠다. 그런 날이 온다면 내가 완경하기 전이기를 바란다. 완경을 겪는 것 역시 너무나 힘들기 때문이다. 정말 쉴 틈이 없다.

PMS 시기를 잘 이겨낼 수 있는 당신만의 소소한 팁이 있는가?

나 자신에 귀를 기울인다. 그리고 이제 더는 죄책감을 짊어지지 않기로 결심했다. 일을 잘할 수 없다면, 그건 그냥 잘할 수 없는 것이다. 내가 노력하지 않은 게 아니라 내 몸이 그렇게 하지 못하게 막는 것이니까. 이제는 일상적인 목표를 성공적으로 완수하는 것보다 내 몸이 중요하다는 사실을 안다. 운동에 갈 거라고 이야기했지만 가고 싶지 않다? 그럼 어쩔 수 없다.

조금 더 균형 잡힌 식사를 하려고 노력하겠다고 말했는데, 아무거나 먹게 된다? 어쩔 수 없다. 계획을 세워뒀는데 피곤하다면, 계획을 취소한다. 그리 큰 대가를 치르지 않으면서 내가 할 수 있는 유일한 노력은 바로 집안일이다. 물론, 당신은 분명 내게 비인간적이라고 하겠지만 말이다. 먼지 하나 없이 깨끗하게 정돈된 공간에서 고통을 겪는 것보다 더 만족스러운 일은 없기 때문이다. 뭐, 내가 청소에 있어 조금 강박적인 면이 있기는 하다. 음식과 관련해서는 내가 유일하게 신경 쓰는 부분이 바로 글루텐과 유당이다. 내 몸에는 너무 큰 영향을 미치기 때문이다.

그리고 나는 늘 ASMR[13]을 듣는다. 생리 기간을 잘 보낼 수 있게 해주고, PMS 시기에 일을 해야 하는 경우, 시간이 가는 줄도 모르고 일을 할 수 있게 도움을 준다. 고통과 피로가 아닌 다른 것들에 집중할 수 있도록 도와준다.

또, 아무도 빼낼 수 없는 나만의 고치 속에 들어가기도 한다. 이때는 말을 거의 하지 않는다. 물론 주위 여성들에게 미리 알리고, 충분히 안전하다고 느끼는 경우에는 주변 남성들에게도 알린다.

덧붙이고 싶은 이야기가 있는가?

PMS와 생리 기간 동안 음식에 좀 더 많은 관심을 기울여야 한다고 생각한다. 생리통을 줄이기 위해 먹지 말아야 할 음식들이 정말 많은데, PMS에도 마찬가지일 것이라 생각한다. 그러나 개인적으로는 누가 내게 먹지 말아야 할 것들을 말해주기보다 매달 그 시기가 왔을 때 안전하게 먹을 수 있는 좋은 것들을 추천해 주면 좋겠다.

---

13. 소리, 속삭임 등을 통해 안정을 유도하는 기법이다.

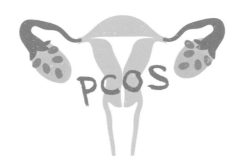

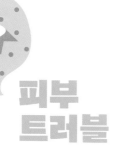

피부
트러블

생리가 시작되기 전, 뾰루지가 한 번도 안 나본 사람이 있다면 손을 들어보라. 금방 없어지는 작고 빨간 뾰루지부터, 터뜨리면 안 되는 흰색 뾰루지에, 종기, 습진, 입술 포진, 생식기 포진까지 다양하다. 이러니 피부 트러블은 상당히 흔하다고 말할 정도다. 보통 기름지고 단 음식을 섭취하거나, 세안을 잘못한 탓이라고 말하지만 같은 시기에 같은 피부 문제가 생긴다면 이 역시 PMS의 증상일 수 있다고 생각하는 게 정상이다.

그런데 딱 그 시기에만 피부 트러블이 생기는 현상을 어떻게 설명할 수 있을까?

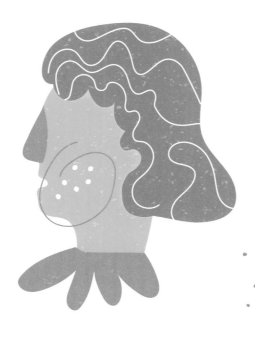

여러 가지 단서를 생각해 볼 수 있다. 피부 아래에는 피지라 부르는 물질을 분비하는 피지샘이 있다. 생리 주기 동안 양이 변하는 호르몬이 어떻게 피지 생성에 영향을 주는지 완벽하게 설명한 연구 결과는 없지만, 2018년에 생리 주기 관리 앱 '클루'에서 공개한 한 기사[14]를 토대로 생각해 봤을 때 몇 가지의 가설을 유추할 수 있다.

> "어떤 학자들은 에스트로겐 비율이 너무 낮아서 '피지 방어' 효과가 생기지 않는다고 주장한다. 에스트로겐 수치가 충분히 높지 않으면, 안드로겐[15]이 피지 생성을 촉진해서 모공이 막히게 되고, 이 때문에 여드름 균의 증식에 유리한 환경이 만들어진다. 또 다른 가설들에 따르면 프로게스테론과 에스트로겐의 결핍 또는 불균형 때문에 호르몬성 여드름이 생길 수 있다."

생리 주기 후반기 동안 나타나는 호르몬과 호르몬의 변덕 때문에 피부 문제가 생길 수 있는 것이다.

---

14. https://helloclue.com/fr/articles/peau-et-cheveux/peau-et-cycle-menstruel-l-influence-des-hormones-sur-votre-peau
15. 여러 성별에 존재하는 남성호르몬이다.

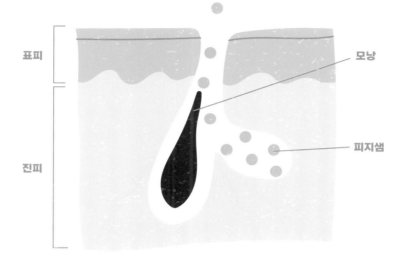

표피

모낭

진피

피지샘

스트레스, 환경, 유전, 햇빛, 생리 주기 후반기의 변화에 적합하지 않은
화장품 등 다른 요인도 생각해 볼 수 있다. 확실한 건, 심한 여드름 같은
피부 문제는 완벽한 피부(실제로 존재하지 않음)만을 추구하는 사회에서 나
쁘게 인식된다는 사실이다. 그래서 소위 '결함이 있는' 피부를 가졌을
때는 때때로 자신의 결점을 받아들이기도, 마음을 편히 먹기도 힘들다.
피부 문제를 잘 받아들이지 못할 경우, 자신감과 자존감까지 흔들릴 수
있다.

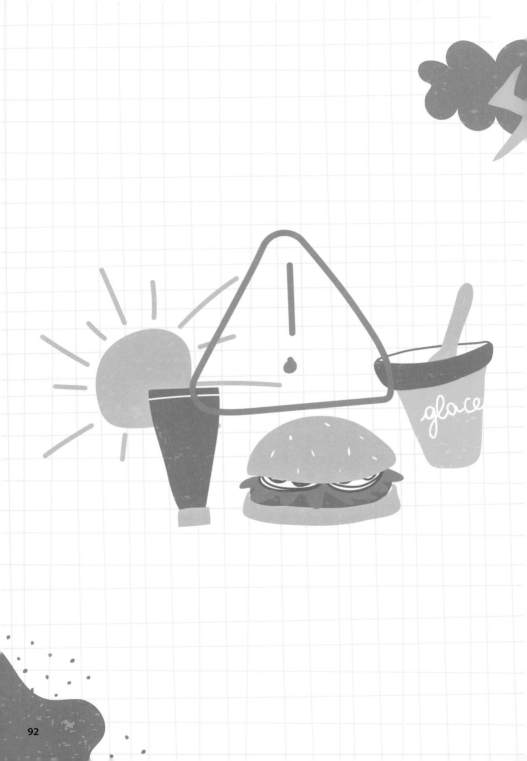

어떻게 해야 할까?

일단 산부인과 의사와 조산사들은 호르몬 피임법을 통해 호르몬을 조절하면 결과적으로 PMS의 피부 문제를 해결할 수 있다고 제안한다. 그러나 개인의 선택에 따라야 할 부분이고, 여드름 문제를 반드시 약 복용으로 해결하고 싶지 않은 사람도 분명 있을 것이다. 그래서 여러분이 참고할 만한 자연적인 해결 방법을 몇 가지 소개한다.

✳ 피부 트러블에 적합한 순한 유기농 화장품을 사용할 것
✳ PMS 시기에는 아주 기름지고 단 음식을 먹고 싶겠지만, 음식을 조절하도록 노력해 볼 것
✳ 음식과 여드름 사이의 연관성이 명확하게 밝혀지지는 않았지만, 덜 달고 덜 기름진 음식을 먹으면 뾰루지 발생이 감소하는 데(완전히 막지는 못하지만 과잉 발생을 피할 수 있다) 도움을 줄 수 있다는 인식이 있음. 실제로 당분은 고혈당을 초래해 인슐린 분비를 늘리며 인슐린은 안드로겐 분비를 촉진하는데, 안드로겐은 피부 문제를 일으킴. 효과가 잘못 알려진 식품들에 대해서도 너무 열광하지 않도록 주의할 것. 예를 들어 감자와 면류는 '당분 함유량'이 커서 혈당지수가 매우 높은 음식이니 먹지 않는 것이 좋음. 또한 완전식품이나 반완전식품을 섭취하는 방향으로 노력할 수도 있고, 지방의 경우 가공식품에 주로 들어있는 일명 '트랜스 지방'이라 부르는 나쁜 지방은 되도록 피하는 것이 좋음

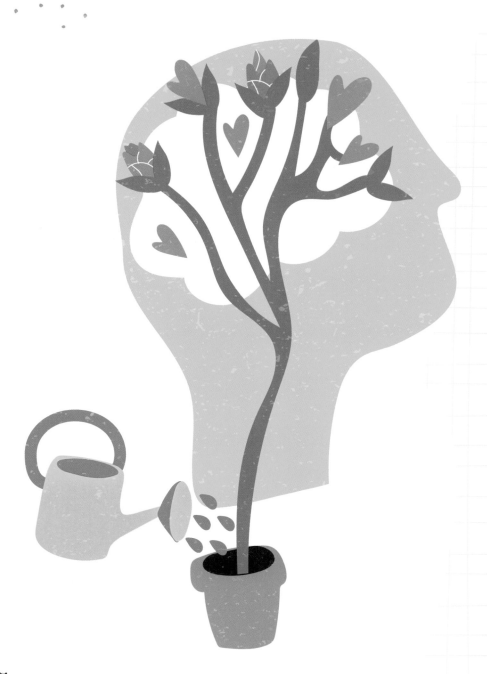

그래도 최대한 먹는 즐거움을 포기하지 않기를 바란다. 물론 피부 문제
와 PMS에 있어서 음식이 매우 중요한 역할을 하지만, 당신이 즐거움을
느끼는 것도 중요하고 너무 엄격한 식단을 자신에게 강요하지 않는 게
좋다. 정신 건강에 해로울 수 있기 때문이다. 당신의 몸뿐만 아니라 마
음에도 귀를 기울이기를!

＊ 스트레스가 뽀루지를 더 활성화한다는 사실은 잘 알려져 있음. 요가를 하거
　나, 호흡을 잘하는 법을 배우거나, 긴장을 푸는 연습을 하면 스트레스 제어
　에 도움이 됨

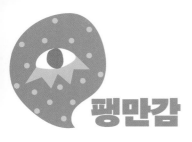

팽만감

나는 논바이너리고, 자궁내막증을 앓고 있다. 3년 전부터 치료를 받고 있기 때문에 더 이상 생리를 하지 않지만 PMS는 똑같이 겪는다. 사실 PMS를 겪는 기간이 너무 싫어서 아주 강한 불쾌감이 내 안에서 끓어오른다. 육체적으로도 고통스럽고, 너무 많은 것들을 다시 겪어야 한다. 내 병을 부인하는 의사들, 식이 장애까지 일으키는 나의 식욕, 그리고 원하지도 않는데 이 짜증나는 자궁을 아직도 가지고 있다는 사실까지 말이다. 분노, 슬픔, 수치심 등 여러 감정이 소용돌이처럼 몰아치고, 며칠 동안이나 곤란한 상황에 빠진다. 물론 PMS가 지나갈 것이라는 사실을 알고 있지만 벗어나지 못할 것 같은 기분이 들기도 한다. 내 몸 여기저기에 들러붙고, 고약한 냄새를 풍기며 너무 강하게 매달려 있다. 안 그래도 PMS가 나타나는 시기에는 몸이 안 좋은데. 임신이라도 한 것처럼 배가 부풀어 올라서 대체 옷을 어떻게 입어야 할지, 나 자신을 어떻게 붙잡아야 할지 모르겠다. 빌어먹을 PMS가 우리에게 설명을 해줬어야 했다.

생리할 때는 체중이 늘어난 것 같은 기분이 들기도 하고, 바지를 잠그기 힘들 때도 있다. 전반적으로 온몸이 부은 것 같은 느낌이 들어서 체중계 위에 올라가면 실제로 몸무게가 늘어나 있기도 하다.

배가 나오는 것 말고도 손가락, 발가락 심지어 눈꺼풀까지 부을 때도 있다.

원래 팽만은 수종에 의해 나타난다. 호르몬들은 생리 주기 전체에 걸쳐 조직에 존재하는 체액 양에 관여한다. 그런데 주기 후반기 호르몬의 변화는 수분이 축적되는 양을 증가시키고, 증가된 수분이 팽만을 나타나게 한다. 팽만감은 장에서 만들어지는 가스 때문일 수도 있다. 쉽게 말해, 배란 이후 프로게스테론의 비율이 올라가면 장의 근육들은 이완된다. 그러면 더 많은 공기가 장 속에 저장되는 것이다.

어떻게 해야 할까?

팽만감 때문에 불편하다면 증상을 가볍게 넘기지 말아야 한다. 큰 불편을 겪을 수도 있기 때문이다. 제대로 알고 증상을 '완화'하려면 제일 먼저 식습관에 신경을 쓰는 게 좋다.

✱ 정제당이 너무 많이 함유된 음식은 가능한 피할 것. 너무 달게 먹으면 우리 몸은 그에 맞춰 많은 인슐린을 내보내고, 그 대신 몸의 기관들은 나트륨을 저장하게 됨. 이 나트륨들은 수종을 쉽게 일으키는 원인으로 작용함. 더 실질적인 방법으로는 배추나 체리처럼 가스를 많이 만들어 내고 몸을 붓게 하는 음식을 피할 것. 소화가 쉬운 완전식품들로 관심을 돌리는 것도 좋은 방법의 하나임

✳ 체내 나트륨 농도를 조절해 주는 마그네슘을 먹어도 좋음. 식품 보조제로 섭취해도 좋고, 녹색 잎채소나 바나나로 섭취할 수도 있음
✳ 의식적으로 물을 많이 마실 것. 물을 많이 마신다고 몸이 붓는 것이 아님. 오히려 정반대! 물을 마시지 않으면 건조한 상태인 당신의 몸은 수분이 부족할까 봐 두려워서 조금이나마 얻을 수 있는 물조차 저장할 것이기 때문!

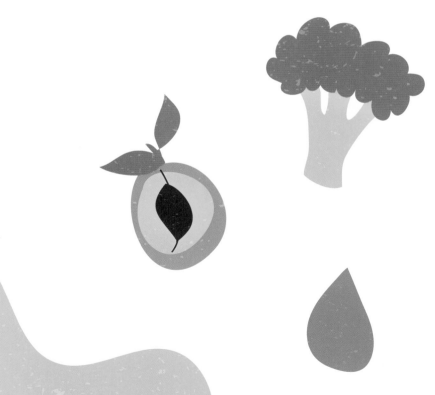

경련과 통증

경험담 나누기

나는 서른 살이고 PMS가 언제 시작되었는지 모르겠지만 4년 전에 PMS를 알아차렸다. 아니, 그게 무엇인지를 알게 되었다고 말하는 게 더 맞겠다. 열한 살에 첫 생리를 시작했을 때부터 몸이 뒤틀릴 정도로 배가 심하게 아팠다. 학교에도 갈 수 없었고, 침대에서 나올 수 없었으며, 진통제를 먹어도 통증 때문에 울었다. 그러다가 점점 생리가 다가오면 배가 부풀고 가슴이 커지며 아프다는 사실을 깨달았다. 생리 시작 일주일 전이면 배에 엄청난 통증이 생긴다. 너무 슬프고 의욕이 없어지며, 자살하고 싶다는 생각이 들 정도로 자존

감은 바닥을 친다. 나는 평상시에도 내 몸과 복잡한 관계를 맺고 있다(열다섯 살부터 섭식 장애를 앓았고, 많이 나아졌으나 완전히 해결된 것은 아니다). 살이 찐다는 느낌이 드는 건 정말이지 하나도 도움이 되지 않는다. 나 자신을 통제할 수 없을 만큼 거의 병적인 신경 발작을 일으키는데, 나 스스로에게도 마찬가지지만 무기력하게 그런 내 모습을 지켜보는 주변 사람들에게도 끔찍한 상황이다. 유일하게 안정제가 도움이 돼서 오랜 시간 복용했다. 얼마 전부터는 일주일에 여러 번 운동을 하고 있는데, 장기적으로 도움이 되기를 기대해 본다.

PMS는 생리통처럼 복부 경련이 주된 특징이다. 다만 생리통과 다르게 생리가 시작되지 않았을 뿐이다. 찜질팩이나 진통제로 해결되는 간단한 불쾌함에서, 걸을 수도 없고 누워만 있게 만드는 복통까지 통증의 범위가 다양하다.

요통이 있는 것처럼 허리 아랫부분이 아플 때도 있다. 허리 통증 역시 어렴풋이 느껴지는 통증에서부터 자리에 누워있어야 할 정도로 강력한 통증까지 있다.

이런 통증과 경련의 강도는 주기별로 심지어 같은 주기 동안에도(하루는 통증이 있고, 또 하루는 없을 수도 있다) 달라질 수 있다.

상담하자!

통증이 너무 심하다 못해 견딜 수 없는 지경이라면, 절대 주저하지 말고 의료 전문가나 산부인과 의사, 조산사 등에게 상담해야 한다.

단순히 PMS 때문이든, 다른 이유에서든 그 정도로 심한 고통을 겪는 것은 정상이 아니니 진단을 받고 통증과 불안함 속에서 빠져나올 수 있도록 전문가와 상담을 하는 게 좋다.

생리통은 자궁 수축 때문에 생긴다고 하지만, 생리가 시작되기도 전에 같은 통증이 있는 이유를 이해하기란 쉽지 않다. 여기에는 여러 가지 원인이 있을 수 있다. 자기 몸에 세심하게 주의를 기울이면 모든 변화에 반향이 있다는 사실을 알 수 있고, 주기 후반기에 준비되는 것들(여기서는 생리의 시작)을 느낄 수 있다. 자궁 점막 배출을 준비하는 호르몬들의 변화 때문에 통증이 나타나기도 한다. 어떤 사람들에게는 이런 점막 배출 준비가 다른 사람들보다 일찍 이뤄져서 생리 주기 중 이른 시기에 통증과 경련이 나타난다.

어떻게 해야 할까?

✳ 가정용 전기치료기로 전기 요법을 시도해 볼 것을 권함. 개인적으로 생리통에 큰 효과가 있었으며, 통증을 완전히 느낄 수 없을 정도로 차이가 정말 분명했음

✳ 온열 요법, 쉽게 말해 단순한 열기만으로도 통증을 가라앉히는 데 도움이 됨. 일명 '할머니 비법'인데, 따뜻한 찜질팩을 배나 등 위에 올려두면 확실한 효과가 있음

✳ 앞서 등장한 마그네슘 역시 경련에 도움이 됨. 근육을 이완시켜주기 때문에 생리 전 통증을 풀어줌

✳ 체이스트베리Vitex agnus-castus는 PMS로 인한 경련에 효과가 있다고 알려진 식물임. 2000년 독일에서 1천 5백 명 이상의 여성을 대상으로 한 연구에 따르면 체이스트베리가 PMS와 골반 및 허리 통증에 긍정적인 작용을 한다는 사실[16]이 밝혀짐

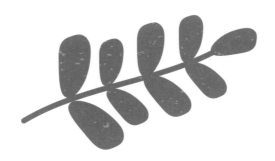

---

16. E.G. Loch, H. Selle, N. Boblitz, 'Treatment of premenstrual syndrome with a phytopharmaceutical formulation containing Vitex agnus castus', Journal of Women's Health & Gender-Based Medicine, 2000년 5월.

가슴 통증

경험담 나누기

나는 생리 시작 5일 전부터 PMS 증상이 시작되었다가 생리 첫날이 되면 끝난다. 하지만 이와 동시에 난소 통증 등이 이어진다. PMS 증상을 겪는 동안 그야말로 지옥을 경험한다. PMS가 시작되었다는 걸 알 수 있는 이유는 가슴에 손도 댈 수 없고, 심지어 샤워기 물에도 닿을 수 없는 지경이 되기 때문이다. 특히 유두가 심하게 예민해져서 잠옷 상의가 닿는 것도 참기 힘들다. 가슴이 1톤은 되는 듯 엄청 무거운 느낌이 들기도 한다. 요통과 비슷한 참을 수 없는 허리 통증도 있다. 그리고 기분도 매우 안 좋아진다. 별것도 아닌 일에 흥분하고, 분노한 상태에서 스스로에게 형편없는 실패자라고 말하며 깊은 슬픔에 빠진다. 또한, 난소에서도 아픔이 느껴진다. 생리통만큼 심하지는 않지만 생리가 다가올수록 불편함은 점점 심해진다. 이 모든 것들보다 단연 심각한 증상은 바로 설사, 혹은 묽은 변이다. 휴, 그렇다. 어떤 음식을 먹든 PMS 때문에 변이 너무 묽어져서 내 장이 마치 반죽기라도 된듯하다. 솔직히 내가 제어할 수 있는 게 하나도 없다. 곧 PMS가 시작될 걸 알고 마음의 준비를 하려고 하지만, 매번 실패한다. 그래도 시간이 지나면서 명상을 통해 이 모든 통증을 조금이나마 이기는 데 도움을 받았다. 다행히 배우자도 옆에서 최대한 나를 보살펴주고 도와준다. 매달 이런 일을 경험하고 있는 모든 이들에게 응원을 보낸다. 힘을 내자!

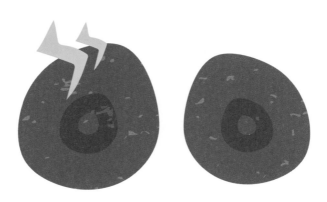

생리 시작 며칠 전, 가슴이 단단해지고 훨씬 무거워지면서 통증이 생기는 건 꽤 흔한 증상이다. 바로 이 시기에 가슴에서 크기가 다소 큰 낭종들도 발달하게 되는데, 의학적으로 큰 문제는 없지만 통증을 증가시킬 수 있다.

'주기적 유방통'이라 부르는 가슴 통증도 다른 많은 증상처럼 정확한 원인을 파악하기는 쉽지 않지만 분명히 실재한다.

여러 연구에 따르면 가슴 통증 역시 호르몬의 탓이다. 주기 후반기에 호르몬이 변화하면서 유방 조직을 팽창하게 만들고 또 수종을 일으켜 통증을 증가시킨다.

어떻게 해야 할까?

✳ 수종을 피하도록 식습관을 조금 바꿔볼 것. 식이섬유와 채소를 더 많이 섭취하고, 기름기가 많고 짠 음식은 덜 먹어야 함. 비타민 E와 B6(시금치, 아보카도, 견과류 등에 들어 있음)가 가슴 통증을 줄이는 데 도움이 된다고 알려져 있음. 그리고 물을 많이 마실 것

✳ 가슴을 부드럽게 마사지할 것. 샤워 중이라면 차가운 물줄기를 가슴에 닿게 하는 것도 좋음. 찬 기운은 통증을 완화해 주기 때문

✳ 이 방법이 도움이 될지 모르겠으나, 밤에도 브래지어나 브라톱을 착용해 볼 것. 평소 사이즈보다 더 큰 치수의 제품을 사서 생리 주기의 이 시점에만 입는데, 와이어는 오히려 통증을 증가시키니 와이어가 있는 브래지어는 피하는 게 좋음

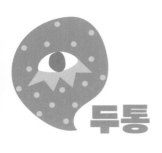

두통

두통이나 편두통은 생리 전에 나타나서 생리 중일 때까지 지속될 수 있다. PMS의 다른 증상들과 마찬가지로 두통 역시 '단순한' 긴장성 두통에서부터, 두통을 느끼는 사람의 정상적인 생활에 영향을 줄 수 있는 편두통 발작까지 다양한 상태로 나타난다. 몇 시간 혹은 며칠 동안 지속할 수 있고, 머리의 한 부분 또는 전체에서 나타날 수도 있으며, 머리를 찌르는 듯한 편두통일 수도 있고, 맥박이 뛰는 듯한 박동성 두통일 수도 있다. 어떨 때는 구토를 동반하기도 하며, 소리나 빛을 견디지 못하는 경우도 있다.

PMS 두통의 원인은 아직 명확하게 밝혀지지 않았다. 그러나 역시 호르몬이 원인이라는 추측이 많다. 에스트로겐과 프로게스테론의 변화도 있지만, 생리 전에 급감하는 세로토닌을 우리 몸에 대사하는 방식 때문에 불편함과 편두통이 유발될 수 있다. 마지막으로 피임약 복용이나 피임 장치 삽입이 이 시기(생리 주기가 인위적인 경우에도) 두통 발생에 영향을 줄 가능성도 있다.

어떻게 해야 할까?

* 물을 많이 마셔서 수분을 보충함. 편두통은 탈수로 인해 유발하는 경우가 많기 때문. 편두통을 줄여주는 것으로 알려진 커피의 경우, 탈수를 일으킬 수 있으니 너무 많이 마시지 않도록 주의할 것. 술 역시 인체에 같은 영향을 주므로 절제해야 함
* 수면은 두통 문제를 해결할 수 있는 좋은 동맹군이며 휴식도 마찬가지(PMS 시기에 평온함을 느끼려면 많은 장애물을 넘어야 함)
* 관자놀이 마사지와 침술을 고려해 보기를 권함. 통증을 상당히 감소시키며 사라지게 해준다는 사실이 여러 연구를 통해 밝혀짐. 한 번 시도해 보면 어떨까?
* 허브차를 마셔볼 것. 로즈마리 우린 물은 두통을 진정시키는 데 아주 좋음
* 에센셜 오일(주의해서 다뤄야 함)도 여러 방법의 하나. 경련 치료로 유명한 페퍼민트 오일로 관자놀이를 마사지하면 효과적이고, 진통 및 소염 작용을 하는 윈터그린 오일과 섞어서 사용하면 더 강력한 효과를 볼 수 있음

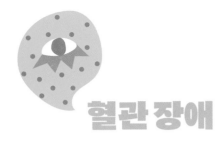

혈관 장애

사람들은 대부분 부끄러움 때문에 이런 이야기를 거의 하지 않는데, 사실 PMS는 치질을 유발할 가능성이 있다. 혈관들이 항문이나 직장에서 팽창하는 것이다. 그다지 매력적인 이야기는 아니지만 생리를 하는 많은 사람이 겪는 증상이다.

치질은 항문 안쪽과 직장 끝에서 나타나는 내치질, 그리고 항문 입구에서 발생하는 외치질 총 두 종류가 있다. PMS 시기에 갑자기 치질 증상이 생겨나면 가려움이 느껴지고, 화장실에 갈 때 출혈이 있기도 하며, 앉을 때 불편함과 통증을 느낀다.

생리가 시작되기 전까지 정맥류 같은 다른 혈관 장애도 발생할 수 있다. 정맥류는 혈관들이 팽창하는 것으로, 주로 다리 위에 혈관이 튀어나와 있는 모습으로 나타난다. PMS 시기에는 혈관들이 더 예민해진다.

혈관 장애의 원인은 대개 수종 때문이다. 수분이 제대로 순환하지 못하거나 조직 속에 저장되면, 혈액 순환도 잘 안 돼서 결국 피가 몸의 아래쪽에 쌓인다. 그러다 혈관들이 팽창하고, 결국 큰일이 나는 것이다.

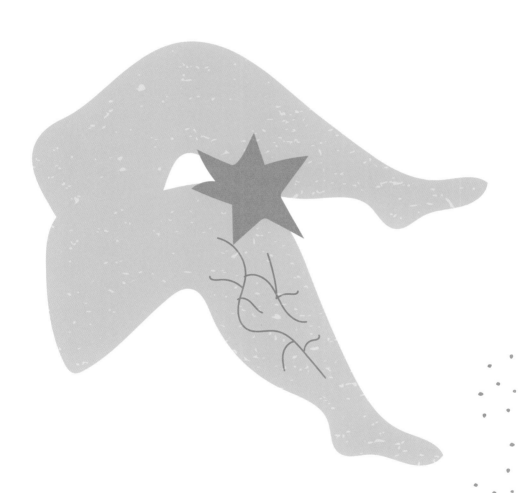

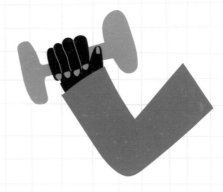

어떻게 해야 할까?

✱ 기쁘게도 냠냠! 맛있는 어떤 식품들은 혈액 순환을 도움. 다크 초콜릿도 포함해서! 익히지 않은 생강이나 생강차도 효과가 있음

✱ 신체 활동은 다리를 가볍게 하는 데 도움이 되는 좋은 도구임. 마라톤 같은 거창한 목표를 가질 필요는 없으며, 사소한 활동(예를 들어 걷기)도 규칙적으로만 한다면 충분함

✱ 모습이 조금 웃길 수도 있지만, 벽에 다리를 올린 자세는 아주 좋은 물리치료에 해당함. 피가 다시 돌아가면서 당신에게 감사 인사를 전할 수도 있음

✱ 치질에 대해 말하자면, 시중에 판매하는 통증 완화 연고 외에도 식이섬유가 풍부한 음식을 섭취해서 변비를 막도록 할 것. 사과 식초를 외부에 바르는 것도 가능하며(한 통 전체를 사용하는 게 아니라 화장 솜이나 면봉에 몇 방울 떨어뜨려 바름), 내치질의 경우 사과 식초 한 티스푼을 물에 희석해서 아침저녁으로 마실 것

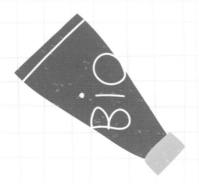

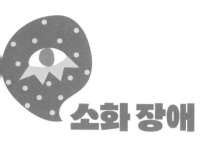

소화 장애

소화 장애는 PMS의 꽃이라고 할 수 있는데, 사람에 따라 변비나 설사가(그리고 간혹 두 가지가 번갈아 가며) 나타날 수 있다.

흔히 생리에는 이런 종류의 불쾌한 일들이 동반된다고 말하는데, 생리가 시작되기 훨씬 전에도 나타날 수 있다는 이야기는 잘 하지 않는다. 게다가 음식을 소화하고 배출하는 이야기는 생리보다 훨씬 더 금기시되는 주제라서 자주 언급되지 않는다. 그럼에도 이런 증상들은 많은 제약을 가져오고, 증상이 심한 경우에는 당사자의 인생을 망쳐버릴 수도 있다(예를 들어, 외출과 혹시 모를 실수가 두렵기 때문이다).

소화 장애의 증상에는 구토와 구역질도 있다.

이 문제의 원인 역시 완벽한 설명은 불가능하지만, 가장 설득력 있는 가설은 (또!) 호르몬과 관련이 있다. 바로 프로게스테론 비율의 증가가 '연동'이라 부르는 생리적 기능을 바꾸게 만든다는 가설이다. 연동은 장 안에서 음식물이 앞으로 움직이게 해주는 근육의 수축 현상으로, 결국 소화가 잘되는 상태를 뜻한다. PMS 시기에는 이 기능이 고장 나서 설사나 변비를 유발할 수 있다.

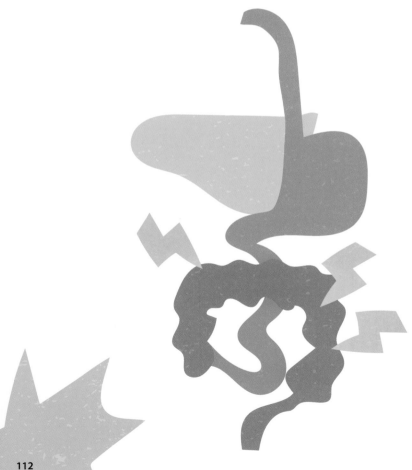

어떻게 해야 할까?

✳ 다시 한번 말하지만, 몸 상태가 나아지기 위해서는 음식이 가장 중요함. 변비로 고생하는 사람들에게 몇 가지 팁을 소개하면 섬유질(녹색 채소와 신선한 과일, 완하 효과가 있는 포도와 수박)을 섭취하고, 말린 과일(건살구, 무화과, 건자두)을 먹고, 물을 많이 마셔야 함. 반대로 설사로 고생한다면 쌀, 바나나, 사과 조림, 익힌 당근 등을 먹는 게 좋음

✳ 천연 요법으로는 몇 가지 에센셜 오일의 도움을 받을 수 있음(단, 사용하기 전 전문가의 확인을 꼭 거쳐야 함). 설사에는 바질, 레몬, 시나몬뿐만 아니라 오레가노와 세이보리가 좋고 변비에는 타라곤, 생강, 귤, 열대 바질 등을 추천함

✳ 적당한 운동은 소화 문제에 도움이 됨. 걷기와 요가도 특히 좋음

✳ PMS 증상으로 인해 손상된 장내 박테리아를 회복시키고 유익하게 해주는 프로바이오틱스를 섭취해도 좋음

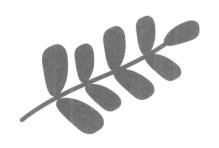

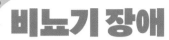

비뇨기 장애

PMS와 함께 나타날 수 있는 신체적 장애 가운데 소변과 관련된 것들도 있다. 너무 자주, 참을 수 없을 정도로 소변이 마렵기도 하고 평소에 비해 소변의 양이 줄기도 한다.

주로 대장균에 의해 발생하는 방광염 같은 '감염' 역시 늘어난다. 주된 증상은 소변을 볼 때 따갑거나 통증이 있고, 강한 요의가 느껴지며 아랫배가 묵직하다.

방광염의 경우를 살펴보면 생리 주기 후반부에 나타나는 에스트로겐의 변화가 질 점막과 요도 점막을 약하게 만들고, 이 때문에 방광에 염증이 생긴다.

어떻게 해야 할까?

✳ 너무 당연한 이야기지만, 비뇨기 장애가 있다면 의사나 조산사를 찾아가야 함. 방광염을 제대로 치료하지 않으면 염증이 신장으로까지 올라가서 심각한 상황이 벌어질 수 있음

✳ 물을 정말 많이 마셔야 함. 그러면 화장실에 엄청나게 가고 싶어질 테지만, 대신 박테리아를 몸 밖으로 내보낼 수 있음. 또한, 화장실 가는 것을 참지 말아야 함. 제때 배출되지 않은 소변은 박테리아가 쉽게 증식하도록 만듦

✳ 자연 해결책으로는 크랜베리를 고려할 수 있음. 크랜베리 주스에는 박테리아가 방광에 달라붙는 것을 막아주는 '디마노스 D-Mannose'라는 성분이 들어있는데, 같은 원리로 타임을 우려낸 물은 소염제처럼 작용해 통증을 줄이는 데 도움을 줌

✳ 박테리아 증식을 유발하므로 가능하다면 너무 꽉 끼는 바지와 합성 섬유로 된 속옷은 피할 것

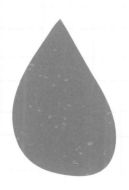

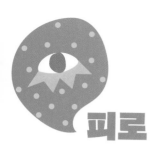

피로

PMS의 전형적인 증상이다. 마치 잠을 자지 않은 지 천년은 된 것처럼 아무 때나, 아무 곳에서나 드러눕고 싶은 마음이 든다. 전반적으로 무기력함이 가득하고, 에너지는 물론 인내심마저도 아예 남아 있지 않다.

일상생활을 할 때, 특히 업무 중 집중해야 할 때 방해가 될 수 있다. 효율적으로 일하는 게 힘들어지고 실수만 쌓여가는 듯한 느낌에 죄책감이 늘어난다.

이런 심각한 피로의 원인은 여러 가지다. 대표적으로는 호르몬의 급감, PMS 시기에 겪는 모든 증상에서 기인한 수면 부족이나 과다 수면 등을 들 수 있다. 악순환이나 마찬가지인데 몸이 아프니 피곤하고, 피곤하니 몸이 더 아프고, 몸이 더 아프니 더 피곤한 것이다. 스트레스와 우울감 역시 피로를 유발한다. 항상 건강히 먹지 못하는 음식 역시 마찬가지다. 생리가 다가올수록 배터리가 방전되는 느낌이 드는 데에는 수천 가지 이유가 있는 것이다!

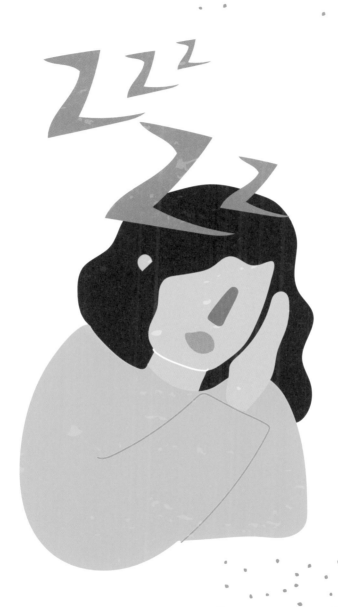

어떻게 해야 할까?

✳ 휴식을 취할 것. 너무 당연한 이야기로 들릴 수도 있겠으나, 가장 먼저 해야 하는 조언에 해당함. 생리 주기 후반기에는 많은 활동과 외출, 일을 계획할 필요가 없음. 이 시기에 과도한 피로가 느껴진다면 건강을 조금 더 돌보기를 바람

✳ 혈당을 조절하면서 균형 잡힌 식사를 할 것. 혈액 내에 당이 부족하면 아주 빠르게 녹초가 됨. 에너지를 얻기 위한 단백질(고기, 생선, 달걀, 콩)을 많이 먹고 정제당 섭취는 피할 것. 탈수가 되면 엄청나게 피곤해지므로 물을 많이 마실 것

✳ 용기가 있다면 운동을 해 볼 것. 이런 말을 하는 게 이상하겠지만, 신체 활동은 에너지를 만들어 피로와 싸울 수 있게 도와줌

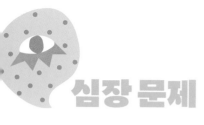

심장 문제

심장 문제는 최악을 생각하게 되기 때문에 한 번 나타나면 아주 우울해 지는 증상이다. 그러나 PMS 시기에는 평소보다 심장이 훨씬 더 빠르게 뛰기 때문에 심장 박동을 더 잘 느낄 수 있다는 사실을 기억해야 한다. 그리고 가끔은 아주 작은 움직임에도 금세 숨이 차는 경험을 하기도 한다.

심장의 문제는 보편적으로 나타나지 않지만, 분명 존재하는 증상이다. 원인은 불분명하다. 호르몬의 변화 때문에? 피로 때문에? 통증 때문에? 아니면 우리 몸이 느낄 수 있는 모든 것들보다 더 강한 통증 때문에? 어쨌든 스트레스, 낙담, 그리고 이 시기에 느낄 수 있는 우울감과 완전히 연결되어 있다.

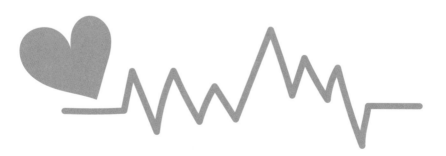

어떻게 해야 할까?

스트레스와 불안의 신호에 귀 기울이는 방법을 배우는 게 매우 중요하다. 물론 말이 쉽지, 행동에 옮기기는 어렵다는 걸 잘 안다. 다루기 힘든 감정들을 조절하기 위한 첫걸음으로 운동을 하면 도움이 된다. 예를 들어 요가나 걷기가 좋은데, 특히 자연 속에서 걸으면 효과가 크다. 호흡을 연습하면 숨쉬기와 심장 박동을 자신이 다시 통제할 수 있다.

몇 번이고 강조하고 싶은 이야기는 자신의 몸과 마음에 귀를 기울이고, 스스로를 너무 엄격하게 대하지 말아야 한다는 것이다.

사람들은 당신에게 이런저런 증상을 줄일 수 있도록 세상의 모든 조언을 해줄 수도 있다. 하지만 당신에게 필요한 게 무엇인지 알 수 있는 사람은 당신뿐이다. 그러니 자신에게 친절하고, 당신을 아프게 하는 것들을 스스로 강요하지 않도록 하자. 다른 사람들에게는 유익했던 방법이 당신에게는 효과가 없을 수도 있다. 사람의 몸은 각기 고유하고 필요로 하는 것도 다르기 때문이다.

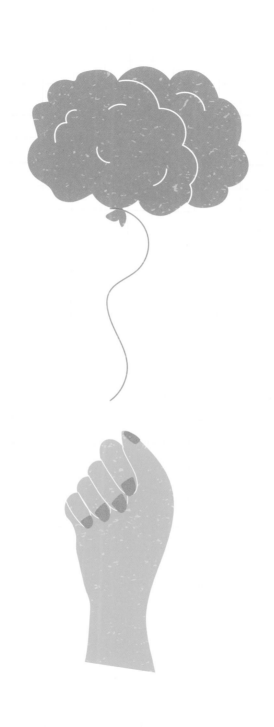

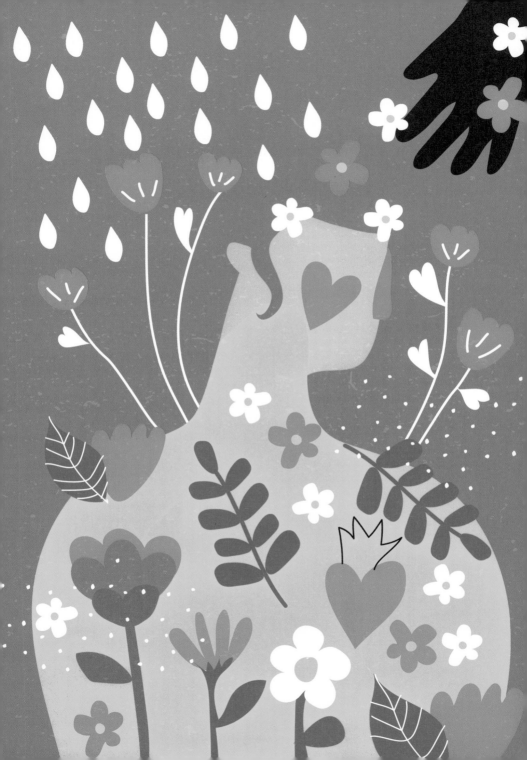

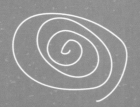

심리적 증상
나는 어떤 상태를
헤매고 있는 걸까?

PMS 시기에는 개인마다 여러 가지 신체적 증상들이 다르게 나타나고, 이와 더불어 심리적인 증상을 느끼는 경우도 빈번하다. 이러한 심리적 증상은 당사자에게 큰 부담과 혼란을 주는 경우가 많다.

흔히 정신적 증상이라고 말하는 그 증상들 때문에 내가 @SPMtamère 계정을 만들게 되었다. 신체적 증상들은 비록 주변 사람들이나 의료 전문가들에게 과소평가 되는 경우가 많다고 해도, 정신적으로 영향을 주는 증상들에 비하면 훨씬 더 많이 알려졌다고 할 수 있다.

생리 전 증후군의 존재에 대해 알기 전에 자신이 '미쳤다'는 생각을 단한 번이라도 하지 않은 사람이 있을까? 그래도 '미친 사람' 취급을 받거나, 또 양극성 장애나 경계선 성격 장애를 겪는 것은 괜찮다. 오히려 진단되지 않거나 잘못 진단된 증상들을 가지고 살아가는 게 훨씬 심각한 문제다.

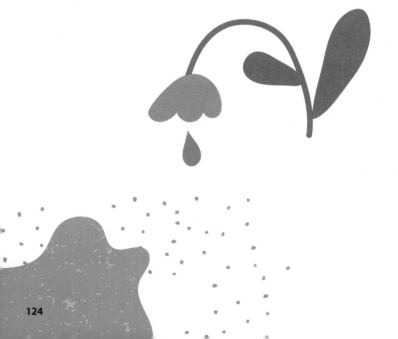

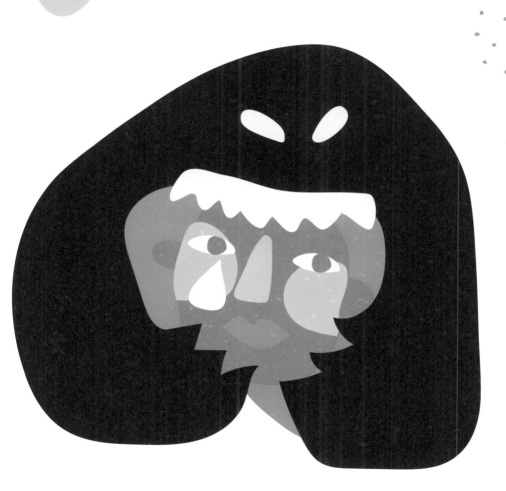

어떤 때에는 생리 시작 이틀 전, 가끔은 열흘 전쯤에 정신적·신체적으로 PMS가 나타난다. PMS는 매번 다르다. 신체적인 증상이 두드러질 때가 있는데, 그럴 때는 몸이 무겁고 붓는다. 일하러 가는 게 불가능해 보일 정도로 피곤하고, 어깨가 뭉쳐있으며 소화도 잘 안 된다. 감정적인 부분은 외부 자극에 따라 달라진다는 사실도 깨달았다. 내가 안정적으로 평온한 상태가 아니면, 그리고 이해받고 지지받는다는 느낌을 받지 못하면 어마어마한 불안감이 덮친다. 그래서 공격적으로 변하거나, 다른 사람들을 내치거나, 스스로를 비하하고, 세상과 단절하며, 사라지고 싶은 마음을 가진다. PMS가 최고조에 이르는 시기에 이별을 경험하기도 했고, 충동적으로 직장을 그만두기도 했다. 20대 때는 폭식증 때문에 여러 해 동안 정신과 상담을 다녔다.

그런데 사실은 그 모든 게 생리 전 증후군과 연관된 것이었고, 인터넷과 SNS 덕분에 그 사실을 깨닫고 난 뒤 나를 짓누르던 엄청난 죄책감에서 벗어날 수 있었다. 그 이후로는 음식과도 아주 평화로운 관계를 유지하고 있다. 평소에는 우울감이 없는데, PMS 시기에는 비관적인 생각들을 할 때가 있다. 가까운 사람들이 내 이야기를 진심으로 들어주고 공감해 주는 것 말고는 이런 생각을 떨쳐낼 방법이 아무것도 없다. 나는 PMS의 이런 면이 참 어렵다. 가끔, 어떤 목소리가 내게 이렇게 말하기도 한다. "아무짝에도 쓸모없고, 가치도 없고, 희망도 없고, 못생기고 약한 쓰레기", "네가 사라진다고 해도 세상은 달라지지 않는다" 등. 이 시기에는 호르몬이 급격하게 변해서 그렇다는 걸 아주 잘 알고 있는데도, 객관적으로 바라보기가 무척 어렵다. 그러다 생리가 한 방울 떨어지기 시작하면 이런 생각도 멈춘다.

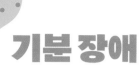

기분 장애

당신에게 말을 거는 모든 사람을 벽에 못 박아버리고 싶은 기분이 든다면, 언제 밟혀 죽을지 모르는 길 위의 작은 개미를 보고 눈물이 펑펑 쏟아진다면, 당신 파트너의 아작아작 감자 칩 씹어 먹는 소리에 돌아버릴 것 같다면 달력을 확인하라.

분명 당신은 PMS를 겪는 중이고, 전혀 유쾌하지 않은 신체적 증상을 꽤 많이 느끼고 있다는 의미다.

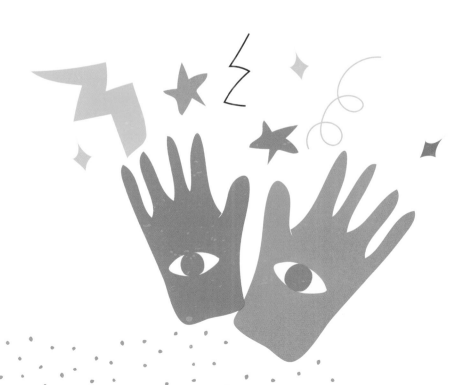

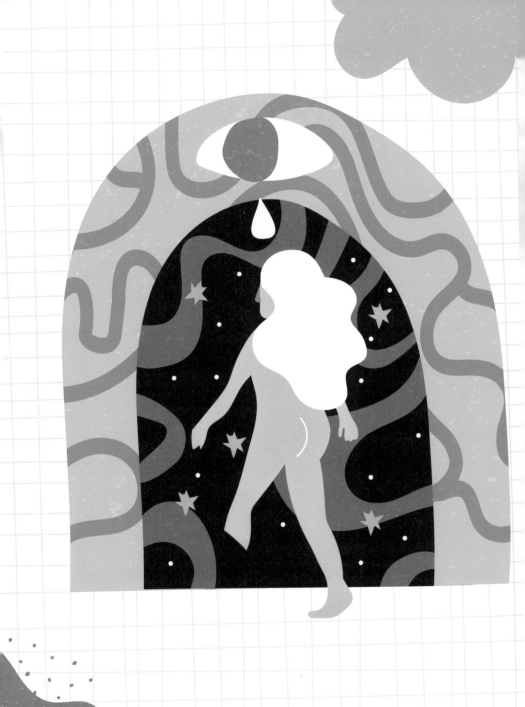

기분 장애는 개인에 따라 아주 다르게 드러난다. 그 규모와 강도 역시 하루하루 다르고, 사람마다 천차만별이다.

지금 소개하는 증상은 대부분 보편적인 것들이다. 짜증과 급격한 기분 변화는 분노와 공격성의 표출로 이어질 수 있다. 또 슬픔과 주체할 수 없는 눈물, 우울감은 공황 장애로 변할 수도 있는 불안감을 동반한다. 자신감 상실, 외로움, 죄책감은 외부와의 단절(친구도 가족도 더 이상 만나지 않는 상태)로 이어질 수 있다.

흔하지는 않지만 이런 증상들이 심각해지는 경우 '생리 전 불쾌 장애'라고 부르는데, 주요 증상에는 자살 충동이 있다.

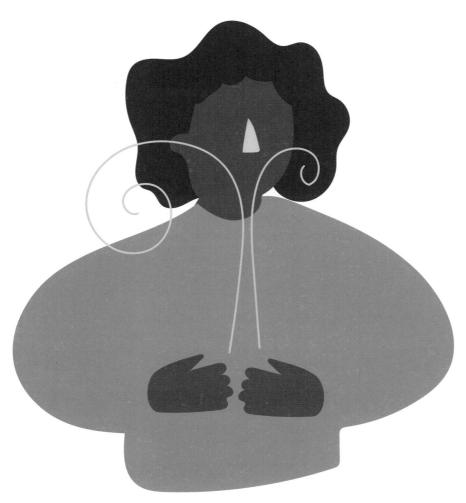

이쯤에서 던져 볼 가장 핵심적인 질문은 바로 이것이다. 생리 직전에는 왜 이렇게 아프고 예민해지는 걸까? 다시 한번 말하지만 모든 게 호르몬 탓이다. 우울한 감정, 불안함, 급격한 기분 변화는 황체기 막바지에 비율이 가장 낮아지는 에스트로겐 수치의 감소와 맞아떨어진다. 반면 프로게스테론은 증가한다. 에스트로겐의 급감은 세로토닌 역시 줄어들게 한다. 그래서 정신적으로 미치는 영향이 심각할 수 있고, 엄청난 비참함에 빠질 수 있다.

PMS vs 우울증

어떤 사람들은 생리 전 기간에 우울증의 모든 신호가 나타나기도 한다.

가장 흔한 신체적 신호에는 피로 과다, 수면 문제, 섭식 장애, 성 관련 문제 등이 있다.

반대로 가장 흔한 정신적 신호는 깊은 슬픔, 집중력 문제, 의사 결정의 어려움, 자존감 및 자신감 상실 등이 있고 극단적이면 자살 충동을 느끼기도 한다.

PMS와 우울증의 차이점은 명확하다. PMS의 경우 생리가 시작되는 즉시 혹은 며칠 후면 우울한 감정이 사라진다는 점이다. 우울증의 경우 증상이 꾸준히 나타난다.

어떻게 해야 할까?

* 불안과 공포를 조절하도록 노력해 보자. 물론 막상
실행에 옮기는 건 참 어렵다. 공포에 사로잡히거나 공황 장애가
나타난 순간에는 무엇을 어떻게 해야 할지 생각조차 할 수 없기 때
문이다. 그래도 가장 먼저 해야 할 일은 공포와 불안이 시작되었을 때
그것을 받아들이며, 생리 주기 때문이니 곧 지나간다는 사실을 이해하는
것이다. 조금 더 구체적으로는 호흡하는 법을 연습하면 압박감을 줄이는 데
좋다. 흉식 호흡은 복식 호흡보다 호흡이 이뤄지는 범위가 넓지 않고, 가슴
이 더 조여지므로 항상 복식 호흡을 하도록 노력해 보자. 최대한 현재의 순
간으로 돌아오도록 하고 불안을 일으키는 생각 속으로 빠지지 않도록 노력
해야 한다. 그렇지 않으면 쳇바퀴 속을 달리는 햄스터처럼 앞서가는 생각들
을 멈추지 못하는데, 이는 불안의 큰 원인이 된다. 이런 경우 명상이 아주 좋
은 도구다. 지금, 여기 바로 이 순간에 있도록 해주기 때문이다. 또한, 소프롤
로지를 통해 배우는 시각화 연습도 큰 도움이 될 수 있다. 엔도르핀이 생성
될 정도의 신체 활동도 불안감을 낮추는 꽤 확실한 방법이다. 무엇보다 당신
에게도 불안과 공포를 느낄 권리가 있다는 사실을 기억하자. 그리고 이불을
꽁꽁 싸매고 누워있는 게 당신만의 해결 방법이라면 그렇게 하자.

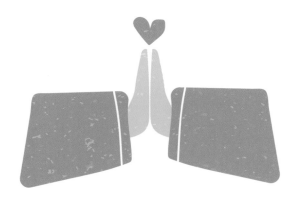

✸ 매달 찾아오는 이 시기에는 에센셜 오일의 도움을 받아볼 수 있다. 로만 캐모마일 에센셜 오일과 트루 라벤더 오일은 불안을 없애는 효과가 있다. 어떤 의사는 내게 스트레스로 인해 심장이 두근거릴 때는 비터오렌지, 페티그레인 오일 두 방울과 식물성 오일인 살구 오일 다섯 방울을 섞어 가슴 마사지를 해보라고 추천하기도 했다(에센셜 오일을 사용하기 전에는 꼭 전문가와 상의하기를 바란다).

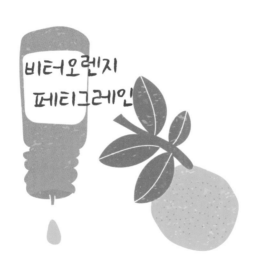

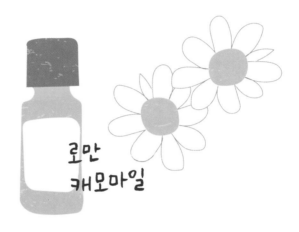

로만
캐모마일

✳ 마그네슘, 비타민D, 아연, 철, 그리고 비타민 B군(B1은 탄수화물 에너지로 바꾸고, B9
과 B12는 같이 섭취하면 기분 장애와 우울증을 없애는 데 효과가 있는 것으로 알려졌으며, B3는
세로토닌 분비를 돕는다)등 몇몇 미네랄과 비타민은 불안과 공포에 맞서 싸울 때
좋은 조력자가 될 수 있다. 가능하면 자연 요법 전문가와 상담해서 적절한
조언을 받아도 좋다.

✱ 우울한 상태가 너무 심각하다면 주저하지 말고 정신건강의학과 전문의를 찾아가 항우울제를 처방받아 고비를 넘겨야 한다. 전혀 부끄러운 일이 아니다. 오히려 자신의 정신 건강을 돌보는 것은 고통을 겪고 있는 시점에서는 가장 중요한 일이다. 누구나 당연히 안 좋은 상태를 겪을 수 있는 것이고, 도움을 요청할 권리도 있다. 그렇다고 해서 의지가 약한 사람이 되는 게 전혀 아니다. 하지만 항우울제는 결코 가벼운 치료가 아니다. 매일, 수개월을 복용해야 효과를 볼 수 있다는 사실을 기억했으면 좋겠다. 생리 시작 며칠 전에 먹고 여러 문제를 방지할 수 있는 마법의 알약이 아니라는 의미다. 나는 우울증이 통제할 수 없고 위험할 정도로 심각해져서 의사와 상담 후 항우울제로 치료를 시작했었고, 약 6개월 정도쯤에 효과를 보기 시작했다.

✱ 정신 상태까지 건드리는 극심한 PMS는 규칙적인 안정제 복용을 권장한다. 효과가 즉각적이어서 불안 문제에 큰 도움을 줄 수 있기 때문이다. 물론, 이 방법 역시 의사의 지시에 따라 의료적 조치의 일환으로 시도해야 한다.

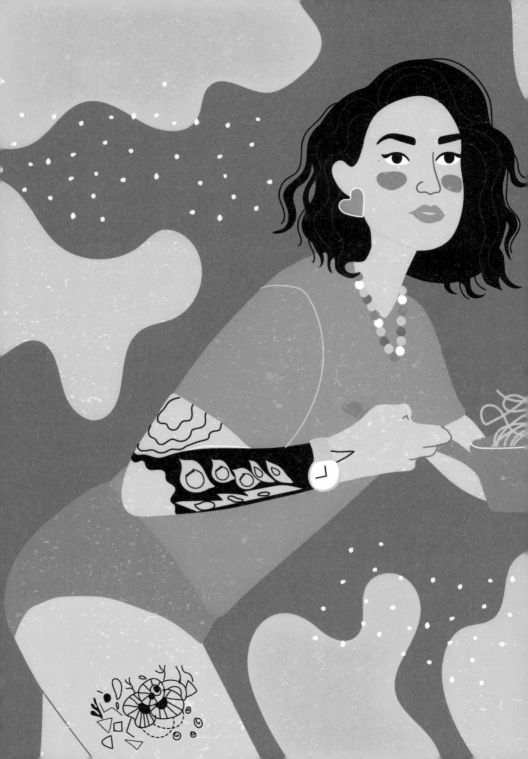

▶ @Coline, 콘텐츠 크리에이터

본인 소개를 부탁한다.

내 이름은 콜린이고 서른다섯 살이며, 15년 전부터 인터넷에 여러 가지를 포스팅하고 있다. 인플루언서라고도 할 수 있다. 열네 살짜리 딸과 네 살짜리 아들, 그리고 아이들의 아빠와 함께 프랑스 동부의 아름다운 지방, 로렌에 살고 있다.

PMS를 꽤 심하게 겪고 있는 것으로 알고 있는데, 어떤 식으로 증상을 겪는지 궁금하다.

나 같은 경우 PMS가 정신력과 기분을 공격한다. 매달 다르지만 완전히 기가 꺾이고 의기소침하며 "인생은 정말로 거지 같고, 나 역시 정말 거지 같으며, 모든 게 다 거지 같다"라는 식의 비관적인 생각이 가득하다. 아주 즐겁지 않겠는가.

'운이 좋게도' 신체적인 증상은 그다지 나타나지 않는다. 가슴이 아프지도 않고, 두통도 없다. 생리 시작 며칠 전에 가끔 배가 부풀고 소화 기능이 제멋대로이긴 하지만 그 정도는 완벽하게 감당할 수 있는 수준이다.

당신의 일에서 정신 건강이 꽤 큰 비중을 차지하고 있다. 작년에는 우울증에 걸렸다는 내용의 영상을 게재하기도 했고 말이다. 콘텐츠 크리에이터들이 그리 많이 다루는 주제는 아닌데, 공개적으로 이야기하게 된 계기가 무엇인지 알고 싶다.

SNS에서 정신 건강에 관련한 주제는 아직 금기시되는 분위기다. 내 생각에 이 일을 계속하면 사람들에게 좋은 것만 보여주고, 끊임없이 그들을 꿈꾸게 해야 한다고 생각하게 되는 것 같다(그리고 약간은 그런 기준에 맞추기도 한다). 또한 정신 건강은 아주 사적인 영역이므로 수만 명, 수십만 명의 사람들에게 이야기하고 싶은 마음이 들지 않는다. 정신 건강 이야기는 금기이기 때문에 그런 주제를 다루면 금세 형편없는 크리에이터라고 낙인찍혀 어떤 사람에게는 조롱을 당하기도 하고, 정신적인 어려움이 별것 아닌 사소한 문제인 것처럼 취급받기도 한다. 쉽지 않다.

개인적으로는 그런 이야기를 꺼내는 게 자연스러웠다. 그 주제를 이야기하고, 일반화하고, 어떤 인생을 살든 우울증에 걸릴 수 있으며, 우울증에서 완치될 권리 및 자격이 있다는 사실을 설명하는 것이 굉장히 중요하다고 생각했기 때문이다. 항우울제를 복용해도 괜찮고, 항우울제가 목숨을 살릴 수 있다고, 올바르게 복용하면 겁낼 필요 없다고 말이다. 이 주제에 대한 반응은 정말 놀라웠다. 많은 구독자가 이야기를 해줘서 고맙다고, 자신들의 우울증에 손을 내밀 수 있게 됐다고 말했다.

이런 반응만으로도 이 주제를 다룬 것을 단 한 순간도 후회할 일이 없었다.

내 경우에는 이 주제에 대한 정보를 찾고 무엇인지 이해하기까지 매우 오랜 시간이 걸렸다. 어떻게

PMS의 현상을 알고 이해할 수 있게 되었는지 궁금하다.

조금씩 자연스럽게 이해하게 되었다. 생리와 생리에 연관된 모든 것들을 주 소재로 삼았던 시기가 있었다(약 7년에서 8년 전쯤). 블로그에 생리컵 이야기를 하기 시작했고, 영상을 만들었고, 그다음에는 생리 팬티를 테스트했었다. 생리에 대해 알아보고 이야기를 해야 하는 입장이다 보니 차츰차츰 PMS에 관한 정보를 접하게 되었던 것 같다. 유튜브에서 이야기할 수 있는 수준이 되었어야 했기 때문에 아주 열심히 공부했다. 내 인생에서 PMS의 역할을 이해하게 됐을 때 느낀 일종의 안도감이 기억난다. "됐어, 나는 분노한 미치광이가 아니었어. 다 괜찮아." 이런 심정이었다고 할까.

정신적으로 영향을 미치는 PMS는 어떻게 우울증과 구별할 수 있는가?

나한테는 비교적 단순하다. 브리오슈를 먹으며 부엌

바닥에 몸을 웅크리고 있고 싶은 마음이 생리가 시작되는 순간 사라진다면 아무 문제가 없는 것이다.

지금 청소년 딸이 있는데, 딸과 이 주제에 관해 이야기해 본 적이 있는가? 만약 그렇다면 생리할 때 겪을 수 있는 많은 혼란을 딸이 어떻게 대비하게끔 했는지 궁금하다.

딸과 함께 생리에 관해 이야기한다(이 세상에서 살아갈 미래의 남자 어른들을 한 살이라도 빨리 교육하는 게 중요하므로 아들과도 이야기하기 시작했다). 생리가 금기시되는 주제라는 걸 용납할 수 없었기 때문이다. 처음에 딸은 매우 힘들게 생리를 시작했다. 그야말로 초주검 상태로. 생리 첫날에는 구토를 할 때도 많았고(꽤 많은 여성이 이 증상을 겪는다는 사실을 알았다), 심기도 매우 복잡했다. 이제는 많이 나아졌지만 아이 아빠와 나는 최대한 공감하는 분위기를 만들려고 노력했다. 아이가 몸이 안 좋을 때는 최대한 학교에 데리러 가고, 체육 수업을 빠지게 하며, 딸이 PMS이거나 생리 중인 것을 알면 최대한 인내심을 가지려고 노력한다. 참 재미있는 사실은 나와 딸 사이에 끈끈한 연대가 생겼다는 점이다. 딸도 내가 힘든 PMS를 겪고 생리 첫날에 고통스러워한다는 걸 알고, 정말로 공감을 잘해준다.

내가 가장 중요하게 여기는 것은 '생리는 금기가 아니고, 생리를 하는 게 힘들고 고통스러울 수 있으며, 그동안 딸이 겪는 것들은 정당한 것들이므로 일부러 말하지 않거나 혼자서 떠안을 필요가 없다는 점'이었다. 자연스러운 현상이기 때문이다. 다행히 딸이 이 점을 잘 받아들인 것 같다.

PMS가 일상생활에 영향을 주었는가? 만약 그렇다면 어떤 식이었는지?

당연히 영향을 주었다. 내게 PMS는 오랜 시간 동안 남편과의 갈등을 의미했다. 기본적으로 나는 상당히 예민한 사람인데, PMS 시기가 되면 어땠는지는⋯ 말하고 싶지도 않다. 내가 신체적으로, 그리고 정신적으로 좋은 상태가 아니었기 때문에 어찌 보면 당연한 일이었다. 그래서 그 모든 게 PMS 때문이라는 걸 알게 됐을 때 안심할 수 있었다. 드디어 남편에게 내 상황을 설명할 수 있게 되었으니 말이다.

PMS를 잘 이겨내기 위한 비결이 있다면?

이미 앞에서 대답했던 내용과 같다. PMS에 대해 주변에 이야기하라! 나는 정말 많은 것들이 바뀌었다. 물론 내 남편에게 PMS는 여전히 모호한 대상이다. 그러나 내가 어려움을 겪고 있고, 내 반응이 간혹 부정적이어도 그 반응이 자신을 향한 것이 아니라는 사실을 이제는 안다. 남편은 나를 지지해 주고 인내해 준다.

그 외에는 내 인생의 다른 모든 것과 마찬가지로, 나 자신에게 귀를 기울이려 노력한다. 절망스러운 감정이 들고, 나에게 온전히 집중할 수 있는 혼자만의 오후 시간이 필요하다는 생각이 들면 혼자만의 시간을 갖는다. 회사에서 일하면서 마음대로 쉴 수 없는, 다양한 삶을 사는 모든 여성 역시 종종 생각한다(나의 모든 응원을 그 여성들에게 보낸다!).

덧붙이고 싶은 말이 있는가?

인터뷰를 요청해줘서 고맙고, 당신이 지난 몇 년 동안 이뤄온 일들에 감사한다.

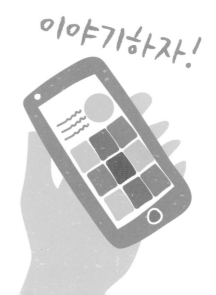

나는 스물여덟 살이고 세 살짜리 아이를 키우고 있다. 딸아이가 태어난 이후부터 PMS를 알게 되었는데, 그건 나 자신에 눈을 뜨게 해준 인생의 큰 변화였다. PMS는 보통 배란 직전에 시작되어 생리 첫날까지 보름 정도 지속된다. 초반에는 배란기 때 아랫배에서 통증이 느껴지지만 그렇게 신경이 쓰일 수준은 아니다. 그리고 이 시기에 내 정신 상태가 변한다. 약 보름간의 PMS를 얼마나 엉망으로 보내느냐는 남편이 가정생활에 얼마나 무심하냐에 달렸다. 이 기간에 나는 대체적으로 너무 피곤한데, 혼자서만 애를 쓰면서 우리 가족과 우리 삶을 붙들고 있는 것 같은 기분이 든다. 그래서 어쩔 수 없이 남편을 탓하며 24시간 화가 난 상태다. 게다가 남편이 가족에게 소홀하거나 다른 일에 매달리는 모습을 보면 그냥 지나치지 못하고 지독할 정도로 까다로워지며 폭발 직전이 된다. 한번은 생리 전에 이 모든 게 쌓이고 쌓여서 이인증을 겪기도 했다. 이인증[17]이 나타난 뒤 이틀 뒤에 생리가 시작되었다. 그때 나는 내가 드디어 미쳤다고 생각했다. 반대로 배란기 초기에 남편이 자상하게 가족을 챙기면 나의 정신적인 부담에는 정말 별 영향을 주지 않는다. 마치 다시 남편과 사랑에 빠지는 듯한 감정이 들고 이보다 더 평화롭고 행복할 수가 없다. PMS를 자각한 이후로는 모든 걸 뒤흔드는 이 기간 동안 화를 내지 않으려 노력한다. 남편에게도 설명했으나, 남편은 직접 자신의 몸에서 겪는 게 아니기 때문에 그 위력이 얼마나 대

---

17. 스스로의 몸에서 분리되어 자신의 인생에 대해 외부 관찰자가 되는 듯한 증상을 느끼는 것을 말한다.

단한지는 알지 못한다. 이외에도 명상이 많은 도움이 되었고 또 나를 위한 일을 하려고 노력한다. 여자로서, 그리고 엄마로서 자신만의 시간과 공간을 가지는 것은 힘들다. 가끔 만성적인 우울감과 두려움이 느껴지기도 한다. 하지만 많은 여성이 나와 같은 상태를 겪고 있다는 사실에 안타깝게도 안심이 된다.

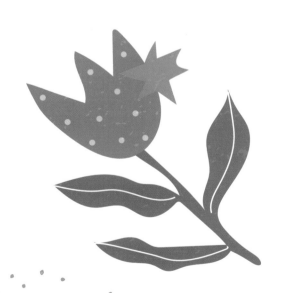

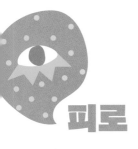

피로

그렇다. PMS는 절대 멈추지 않는다. 작은 머릿속에서 일어나는 문제들도 모자라 잠을 자기도 힘들고, 어마어마하게 피곤할 수도 있다. 아니면 반대로 과다 수면 즉, 평소보다 지나치게 잠을 많이 잘 수도 있다.

이때, 잠을 더 자든 덜 자든 PMS의 전형적인 증상인 악몽을 꿀 '기회'가 생긴다. 예컨대, 잠을 너무 많이 자거나 충분히 자지 못하는 경우 모두 잠을 잘 때마다 최고로 끔찍한 악몽을 반복해서 꾸는 듯한 기분이 드는 것이다.

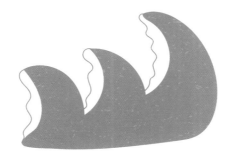

육체적인 피로와 함께 집중력 저하 또는 기억력 문제 등의 심각한 지능적 피로도 발현된다. 이 문제들은 수면 부족, 피로, 에너지 고갈 등과 관련이 있지만 이게 전부는 아니다. 생리 직전에 컨디션이 최상이고, 스스로가 힘이 넘치는 배터리처럼 느껴질 때도 있는데(드문 경우지만 모든 게 가능하다), 동시에 정확한 단어 사용이 어렵고, 친척이나 사무실 동료의

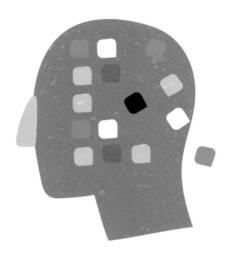

이름이 기억나지 않으며, 넷플릭스를 10분 이상 볼 수 없는 경우가 생긴다.

그런데 이런 증상들은 상황에 따라 우리를 곤란에 빠뜨린다. 친한 친구들이야 당신의 실수에 웃어 주겠지만, 프로젝트 회의에서 한 문장도 제대로 끝맺지 못하는 당신을 지켜보는 상사 역시 웃고 넘길 수 있을까? 남의 일이라면 웃음이 날 수도 있겠지만 실생활에서는 제대로 관리하며 살아가기 힘든 상황들이다. 특히나 매달 이런 상황이 반복된다면 더욱 그렇다.

PMS 기간에는 왜 잠이 달아나는 걸까? 여러 호르몬이 원인이다. 우선 프로게스테론과 동시에 비율이 감소하는 세로토닌을 들 수 있다. 세로토닌이 감소하면 기분이 흐트러지고 잠을 잘 자지 못한다. 그리고 주기 후반에는 급격히 감소하는 프로게스테론의 영향이 있는데, 프로게스테론은 잠이 오게 만드는 호르몬으로 알려져 있다. 그러므로 프로게스테론이 적으면 잠이 덜 오는 것이다. 마지막으로 밤에 분비되는 수면 호르몬, '멜라토닌'을 들 수 있다. 우리가 잠을 잘 못잘 때에는 멜라토닌이 덜 만들어진다는 뜻이다. 한편, 나쁜 꿈을 꾸게 되는 이유는 우리의 기분과 감정에 작용하는 호르몬의 변화 때문이다.

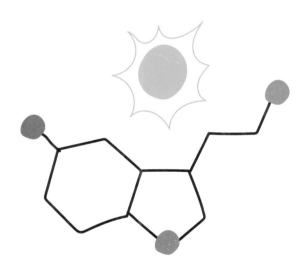

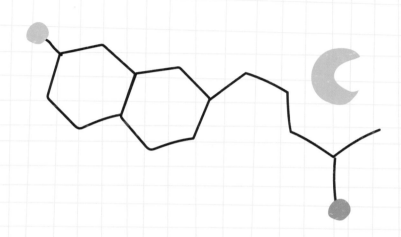

육체적, 감정적 피로를 유발하는 우울증 관련 문제들이 과다 수면과 정신적 피로의 일부 원인이 되기도 한다.

마지막으로 생리통, 소화 문제, 두통, 팽만감 역시 수면 장애에 영향을 미친다.

어떻게 해야 할까?

✳ 어느 정도 의욕이 있다면 약한 강도의 운동을 시작해 볼 것. 적당한 운동은 엔도르핀을 생성하고 세로토닌을 증가하게 만드는데, 엔도르핀과 세로토닌은 진정 효과가 있음. 그리고 올바른 운동은 '좋은 피로'를 느끼게 해줌

✳ 간단한 수면 루틴을 만들어 볼 것. 너무 늦은 시간까지 휴대폰 등 블루라이트가 발생하는 화면 보기를 피하고, 침대에서 긴장을 풀 것(음악이나 기분 좋은 소리를 틀어놓거나 호흡을 연습한다). 책 읽기를 좋아하면 책을 읽는 것도 잠자는 데 도움이 되며, 자다가 깨어나서 매우 불쾌해져도 화내지 말고 다시 잠을 청해 볼 것. 그래도 잠이 안 온다면 침대에서 뒤척이지 말고 일어나 책을 읽거나 좋아하는 음악을 듣고 나중에 다시 잠을 청해보는 것도 하나의 방법

✳ 이완 요법과 자기 최면에 민감한 사람들이라면 퀘벡 사람인 '미셸 사부랭 Michel Sabourin'의 이완 요법을 시도해 볼 것을 권함. 온몸의 긴장을 풀어주는 세션인데, 긴장이 확 풀려서 곧바로 잠이 듦(세션 도중에 잠이 드는 경우도 있음)

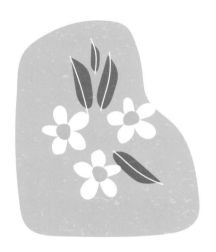

✳ 수면을 돕는 식물 중에서는 캐모마일이 가장 효과가 좋음(할머니처럼 저녁에 따뜻한 물에 우려내서 마시면 된다). 버베나, 오렌지꽃, 레몬밤, 린든꽃도 좋고 어떤 사람들은 발레리안과 홉을 함께 사용하면 깊은 잠을 잘 수 있다고 권하기도 함

✳ 기억력 상실이나 집중력 문제에 대해서는 안타깝지만 특별한 해결책이 없음. 가능하다면 최대한 업무와 관련해서 자신을 보호하는 편이 좋음. 이 시기에는 민감한 자료들을 다루지 말고, 자료 목록을 최대한 활용하며, 다른 이들의 도움을 받도록 할 것. 그나마 다행인 것은 곧 지나간다는 사실!

섹스와 성적 욕구

이 주제에 대해서는 극과 극의 상황이 존재한다. 폭발적인 성욕을 가지고 있어서 PMS의 다른 불쾌한 증상들이 감소하는 경우(그렇다. 오르가슴은 아주 훌륭한 약이다!), 그리고 성욕이 존재하지 않아 그 어떤 욕구도 없는 경우가 있다.

어디에 해당하든 문제 될 건 없다. 각자 자기의 욕구에 귀 기울여 원하는 대로 만족을 느끼면 된다. 성생활은 오락이고, 절대로 그 누구도 당신에게 자신의 욕구를 강요할 수 없다. 파트너와 함께 놀고 싶은 욕구가 솟구친다면 즐기면 되는 것이고, 만약 반대여도 아주 좋은 것이다.

오랫동안 나는 내가 비정상이라고 생각했었다. 내 파트너들이나 친구들만큼 성욕이 강하지 않았고, 삽입이 아무런 쾌락을 가져다주지 않아서 내가 무성이 아닌가 생각하기도 했다. 우선, 삽입이 '성배'라는 고정관념부터 깨뜨리면서 이야기를 시작해 보자. 성관계는 사랑하는 마음으로 상대를 어루만지거나 자신이 좋은 걸 하는 행위 그 자체일 수 있다. 성관계에 반드시 삽입이 있어야 된다는 생각부터 버리자.

결국 나는 내가 다른 사람보다 성욕이 많지 않고, 내 성욕은 호르몬들의 생애를 따른다는 사실을 깨달았다. 예를 들어, 생리 시작 일주일 전에는 섹스와 연관될 수 있는 그 어떤 것에도 마음이 없다. 그러나 생리가 끝난 후 2주 동안에는 감각들이 확대되는 완전한 흥분 상태에 들어간다.

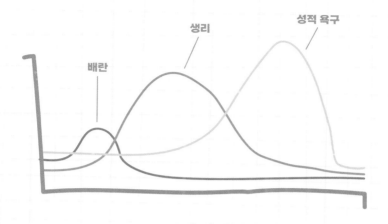

성적 욕구와 충동의 변화는 호르몬의 롤러코스터에 전적으로 연결되어 있다. 배란 직전과 직후에는 사랑을 나누고 싶은 마음이 더 많이 생기는데, 이는 번식을 하고 아기를 낳도록 하는 본능과 관계가 있다. 반면, 생리하는 사람 대부분은 배란 이후 프로게스테론의 비율이 증가해서 섹스를 하고 싶은 욕구가 감소한다. 우울감이나 불쾌 장애를 겪는 경우에는 성욕이 훨씬 현저히 떨어진다.

어떻게 해야 할까?

글쎄, 특별한 방법은 없다.

이미 말했듯이 성생활과 욕구는 지극히 개인적인 것이고, 원하지도 않는데 섹스를 하도록 누구도 강요할 수 없다. 하고 싶은 마음이 있다고? 아주 좋다! 오르가슴이 생리통과 통증을 줄여줄 수 있으니 즐겨보라. 하고 싶은 마음이 없다? 그것도 좋다! 스스로를 아껴주고, 파트너와 서로 안아주고 어루만져주거나 아무것도 하지 않아도 된다. 자신의 마음을 존중하자. 그게 가장 중요하다.

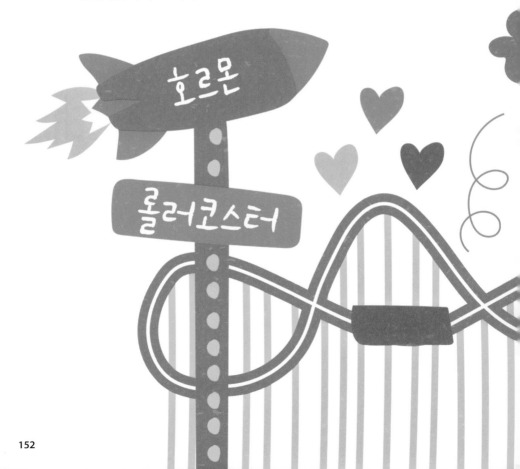

그리고 마스터베이션의 힘을 과소평가하지 말자. 다른 사람이 자신을 만지는 게 싫다면 스스로를 위한 시간을 가지는 것도 좋다. 자기 몸을 탐색하며, 자신을 기쁘게 하고 안심시키는 것을 발견할 분위기를 만들어 보자.

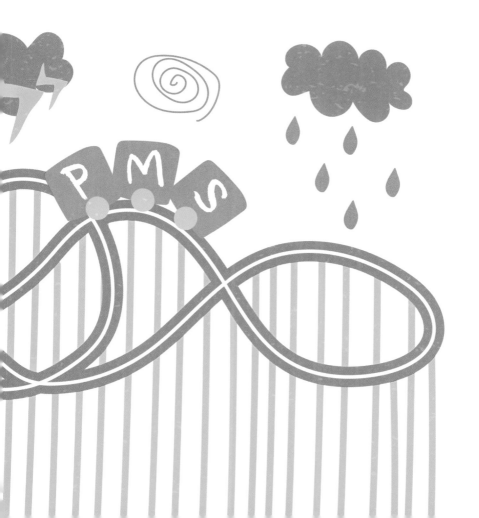

♥ 내 생각에 제일 먼저 찾아가 봐야 할 사람은 생리하는 사람들의 건강을 전문 분야로 다루는 산부인과 의사와 조산사다. 인터넷에서 평이 좋고 안전한 방식으로 진료하는 병원을 찾아보거나, 주변 사람들에게 물어보기도 하고, 처음 만난 의료진과 잘 맞지 않다면 다른 전문가를 찾아봐도 된다.

♥ 정신 건강과 우울증 증상 문제의 경우, 반드시 의사의 진료를 받고 적절한 약을 처방받아야 한다. 먼저 주치의를 만나본 뒤 정신과 의사(의사면허를 소지하지 않은 심리상담가와 달리, 유일하게 약을 처방할 수 있는 자격을 가짐)와 상담해도 된다. 치료법 관련해 도움을 줄 수 있는 정신 요법 전문가, 정신 분석가들과 함께하는 치료도 소홀히 하지 않기를 바란다. 이런 치료 요법을 약물 복용과 동시에 진행하는 게 반드시 필요하다고 본다.

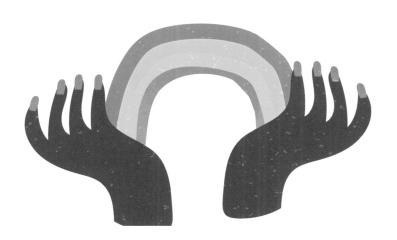

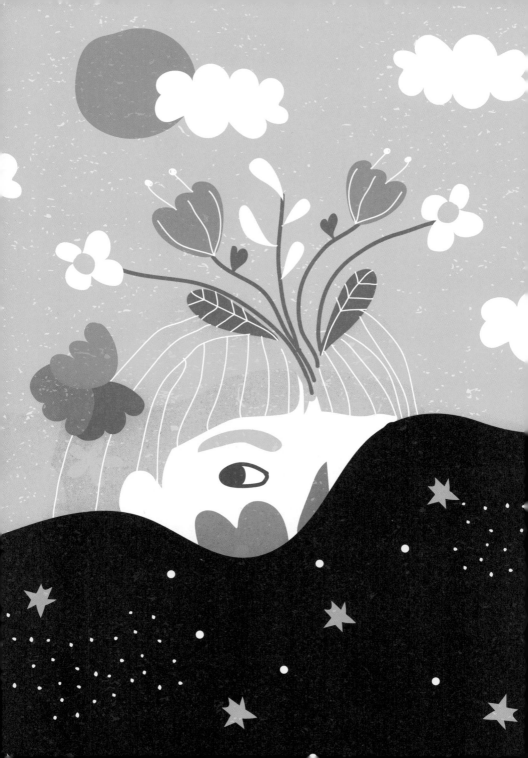

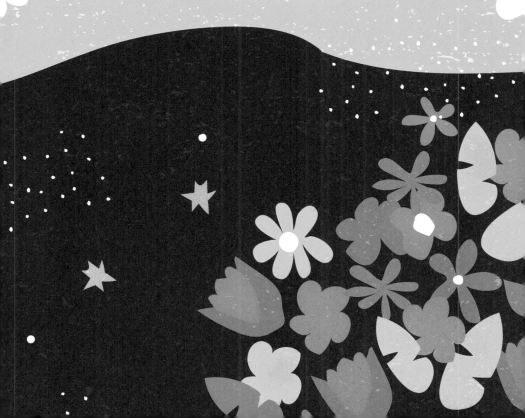

일상에서
나 자신
돌보기

PMS를 겪을 때 일상생활은 대체로 생리 주기에 맞춰진다. 한 달 중 어떤 시기에는 컨디션이 최상이 아니고, 오히려 지하 깊숙한 곳까지 꺼진다는 사실을 우리는 잘 안다. 그 시기에 자신을 잘 보호하는 게 중요하다. 그래서 이번 장에서는 PMS를 더 잘 보내기 위한 몇 가지 좋은 방법을 소개하려 한다.

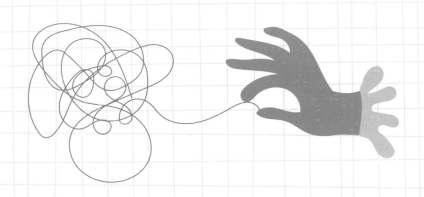

PMS와 함께하는 생활 만들기

경험담 나누기

수개월 동안, 아니 수년 동안 아기를 가지기 위해 노력하면서 체온과 몸 상태, 생리를 면밀히 관찰해 왔다. 그래서 언제 배란이 되는지 알고, 배란 후에 PMS가 시작되는 것도 안다. 아침에 일어나면 울고 싶고, 끊임없이 의문을 품으며, 기분이 안 좋고, 가슴과 배에 통증이 있다. PMS 때문이라는 걸 잘 알지만 한 달에 열흘 정도는 절망적인 상태로 지낸다. 매달 내 인생의 의미에 대해 의문을 품고, 개인적인 생활, 직장 생활, 가족, 음식 등 모든 것에 대해 고민한다. 모든 것을 망치고 싶은 마음도 든다. 너무 힘들다. 판매 일을 하는데, PMS를 겪는 날들은 너무 끔찍하다. 고객이 없을 때마다 울고, 판매 실적도 형편없다. 모두를 핵무기로 폭파하고 싶고, 사람들이 나를 가만히 내버려두면 좋겠다. 직장과 가정이라는 감옥이 나를 짓누르며 가두는 기분이다. 그래도 스스로를 설득하려고 노력한다. "바보 같은 짓 하지 말자. 대출도 갚아야 하고 부양해야 할 가족과 친구들이 있다." PMS는 얼마 후 생리가 시작된다는 신호이므로 임신이 아니라는 뜻이기도 하다. 누구에게 이 이야기를 할 수 있을까? 무엇을 해야 할까? 달맞이꽃 오일이 통증에는 많은 도움이 되지만, 그렇다고 기적적으로 통증을 없애주지는 않는다. PMS는 정말이지 너무도 외로운 시기다. 우리 모두 힘을 내자.

내가 이 책을 쓰게 된 이유이자 정말 중요하게 생각하는 첫 번째는 바로 자신의 생리 주기와 PMS를 이해하는 것이다. 자신에게 어떤 일이 일어나는지 알지 못하고, 자신이 느끼는 증상들을 이해하지 못하면 문제를 제대로 마주하고 해결책을 찾는 일이 쉽지 않다.

반면 복통과 두통, 피로와 부정적인 생각들이 어디에서 오는지 이해하고 나면 우리에게는 싸울 무기가 생긴 것이나 마찬가지다.

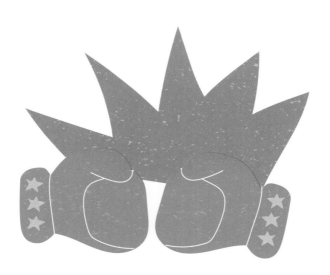

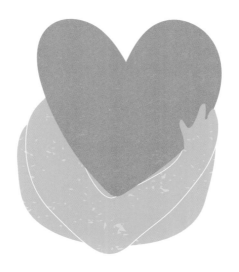

그러니 가장 먼저 해야 할 일은 자기 몸과 마음에 귀를 기울이는 것이다. 몸과 마음이 어떻게 기능하는지, PMS가 어떻게 나타나는지 이해해야 한다. 그렇다고 해서 PMS가 사라지지는 않겠지만, 통증을 정의하는데에 도움이 된다.

내 몸에 무슨 일이 일어나는지, 어느 날짜부터 시작되는지 알고 나면 정말 거지 같은 상황이 펼쳐질 것이고 놀라서 입을 다물지 못하겠지만. 내가 해주고 싶은 조언은 최대한 그냥 흘러가게 두라는 것이다. 그렇다, 말은 쉽다는 거 나도 안다.

앞 장에서 신체적, 정신적 증상을 이야기하면서 PMS를 더 잘 보낼 수 있는 방법을 소개했다.

여기에서도 일상생활과 관련된 몇몇 실마리와 PMS 시기에 취할 수 있는 자세에 대해 덧붙이려 한다.

스페인의 진보

2022년 5월, 스페인은 유럽 최초로 생리 휴가를 도입하는 법안[18]을 채택했다. 생리를 하는 사람들은 이제 이 법을 통해 일상생활에 지장을 줄 정도로 고통스러운 통증을 겪는 경우, 사회보장제도에서 비용을 부담하는 휴가를 쓸 수 있게 되었다.

먼저 '클루'나 '피리어드 트래커'처럼 생리 주기를 추적할 수 있는 애플리케이션을 내려받는 게 중요하다. 앱을 통해서 배란일과 생리 시작일, 심지어 PMS의 시작까지도 알 수 있기 때문이다. 나는 꽤 많은 활동들을 이 캘린더를 토대로 결정한다. 앱을 사용하면 생리 주기에 문제는 없는지 살펴볼 수 있어서 좋다. 내가 그리 계획적인 사람이 아니라서 앱에 더 의지를 많이 하는데, 예를 들어 생리가 너무 많이 늦어지는 건 아닌지, 혹시 다른 질문들을 해봐야 하는 건 아닌지 등도 알 수 있다. 스포일러 주의 : 나는 매달 임신하게 될까 봐 두렵다.

---

18. https://www.francetvinfo.fr/replay-radio/le-monde-est-a-nous/regles-douloureuses-l-espagne-sur-la-voi e-du-conge-menstruel_5117626.html

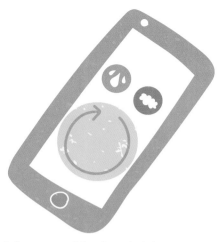

힘들다 못해 격렬한 PMS를 겪을 때는 신체적으로나 정신적으로 휴식을 취하는 게 필수다. 너무 당연한 사실을 이야기하는 것 같지만 현실에서는 휴식을 취하는 게 쉽지 않다. 나처럼 프리랜서로 일하는 사람이라면 PMS가 시작되었을 때, 업무 일정을 조정하고 업무량을 줄여볼 수 있다. 상황에 맞는 일과표를 만들고 너무 복잡한 업무나 일은 좀 뒤로 미룬 다음 낮잠도 잔다. 가까운 사람들이나 지인들을 만나고 싶지 않거나, 부탁을 들어주고 싶지 않다면 거절을 할 줄도 알아야 한다. 그러나 직장에서 월급을 받으며 일하는 사람들은 상황이 훨씬 더 복잡하다. 고통을 겪는 노동자들에게 휴가를 쓸 여건이 마련되어 있지 않기 때문이다. 이 경우에는 최대한 몸을 아껴야 한다. 일과 중에 자주 휴식을 취하고, 가능하다면 거절하고, '사소한' 결정들을 통해 자기 자신을 최우선으로 생각해야 한다.

PMS로 인한 스트레스에는 '자신감 가지기'와 '내려놓기' 연습이 큰 도움이 된다. PMS를 겪는 중에는 스스로 형편없다고 생각하게 되며, 되는 일이 하나도 없는 기분에다가 고통스럽기까지 하다. 긍정적인 면이라고는 찾아볼 수 없는 게 사실이다. 그래도 상황을 객관적으로 보려고 노력하고 자신감을 유지해야 한다. 당신의 몸은 이미 PMS를 여러 차례 거쳐 온 놀라운 몸이다. 물론 진절머리가 나고 스스로가 나약한 인간처럼 느껴졌겠으나, 매번 당신은 벗어났다. 신체적 고통과 정신적 고통을 극복해냈다. 당신은 당신이 생각하는 것보다 훨씬 더 강한 사람이다. 이건 아주 잠깐 지속되는 주기의 한순간이라는 사실을 기억하자. 그 순간에는 매우 힘들겠지만 다 지나간다. 인생이든 무엇이든 영원히 지속되는 것은 없다. 모든 것에는 끝이 있다.

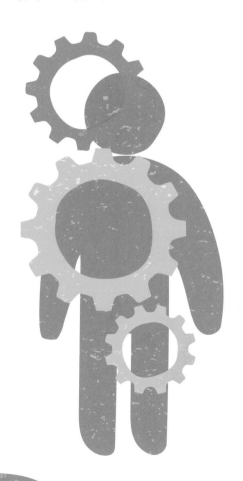

나에게도 세심하게 주의를 기울이자. PMS는 자기 자신, 그리고 자신의 감각과 행복에 집중하도록 만드는 순간이기도 하다. 어차피 우리가 스스로에게 집중하는 일은 그리 자주 있지 않으니 말이다. 스스로의 몸에 귀를 기울인다는 것은 어떤 면에서 자신의 능력을 되찾는 일이기도 하다. 자신에게 집중하고, 자신을 아끼며, 스스로에게 좋은 일을 할 수 있고, 나를 최우선으로 생각할 수 있는 가능성을 말이다. PMS 문제가 있을 때는 보이지 않지만 실제로 존재하는 측면이다. 생리 주기와 문제들을 알아차리고, 맞서 싸우거나 함께하는 것은 힘을 되찾는 것이다. 또한 자기 잠재력과 힘, 그리고 약점들을 인식하는 것이기도 하다.

쉽지만은 않은 PMS 시기이지만, 특별한 의식들을 만들고 선물 같은 작은 순간들을 만들어 보자. 나를 예로 들면, 생리 첫날은 위안을 주는 가벼운 음식을 배달시켜 먹으며 소파에서 뒹굴뒹굴 하이틴 영화를 보는 날이다. 겨울에도 아주 즐겁게 욕실에서 '셀프 케어'의 순간을 가진다. 작은 욕조에 들어가 얼굴에는 마사지 팩을 붙이고 가끔 화이트 와인을 곁들이며 PMS의 순간을 보낸다.

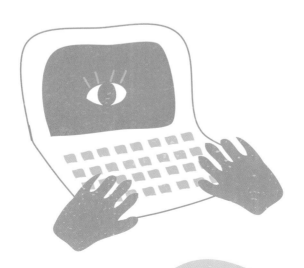

PMS의 긍정적인 측면을 바라보도록 노력해 보자. 그런데 긍정적인 면들이 진짜 있냐고? 있다! 2016년, 클루 앱에서는 서비스 이용자들에게 긍정적인 생리 전 경험에 관해 물은 뒤 그 답변을 게시[19]한 적이 있다. 그 가운데 몇 가지를 소개해 보겠다.

✳ 주변의 요구에 더 민감하게 반응할 수 있음
✳ 창의력이 늘어남
✳ 이 세상과 환경을 더 깊이 인식할 수 있음
✳ 성욕이 더 많아짐(오르가슴도 많아짐)
✳ 동기부여가 더 많이 됨
✳ 스스로의 몸과 더 긴밀히 연결됨
✳ 스스로에게 감정적으로 더 긴밀히 연결됨

이것 말고도 긍정적인 면은 아주 많다.

———————

19. https://helloclue.com/fr/articles/spm-et-tdpm/les-symptomes-positifs-du-spm

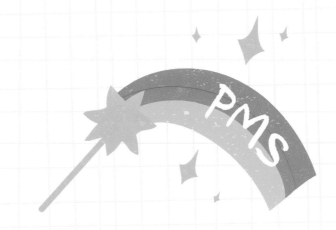

감정이 끓어오르는 이 시기를 잘 이용해 깊은 생각을 글로 써보는 등 창의적인 일을 시도해 보자. 내가 첫 번째 책 『아름다운 것들은 타인만을 위한 것은 아니다*Les belles choses, ce n'est pas que pour les autres*』[20]를 집필할 당시, 가장 강렬한 문장들의 상당 부분은 PMS 시기 동안 쓰였다.

음악을 듣거나 영화를 보면 슬픔이든 기쁨이든 여러 감정을 얻을 수 있다. 강렬한 당신의 감정들을 받아들이고, 그 감정들을 아름다움이나 유익함으로 변화시키며, PMS가 유발하는 분노를 당신에게 중요한 투쟁을 위해 이용하자.

나는 이런 감정의 분출도 건설적일 수 있다고 스스로에게 말하고는 한다.

---

20. Éditions First, 2020.

마음가짐과 관점을 조금만 바꾸면 한 달 중 너무 고통스러운 순간도 긍정적으로 살아낼 수 있다. 물론 어떤 이들에게는 아무것도 변화시키지 못할 수도 있고, 지옥이 계속될 수 있다. 그러나 다를 수도 있다는 점을 알게 되는 것 역시 좋은 일이다.

PMS의 영향을 줄일 수 있도록 식습관과 신체 활동에 관련된 세상 최고의 조언을 얻을 수도 있지만, 가장 중요한 것은 나 자신이 좋다고 느끼는 일을 해야 한다는 사실이다.

PMS에 대해
주변에 말하기

PMS를 겪을 때면 세상에 나 혼자인 것만 같은 기분이다. 아무에게도 이해받지 못하고 아무런 지지도 받지 못할까 봐 두려워서(이 생각이 맞을 때도 있다) 주변 사람들에게 얘기하지 못한 채 홀로 묵묵히 견디기도 한다. 하지만 오히려 어떤 일이 일어나고 있는지 주변 사람에게 설명하고, 말로 명확히 표현하는 게 정말 중요하다. 그러면 주변 사람들이 따뜻한 지지를 보낼 수도 있다. 그래서 생리와 생리 주기에 대한 금기를 걷어낸 상태에서 이야기하고, 또 이야기하는 게 중요하다. 물론, 혼자서 PMS를 겪는 편이 자신에게 더 낫다면 그렇게 해도 좋다. 하지만 다른 이들의 지지가 도움이 된다고 생각하면 이야기하는 것을 망설이지 말자.

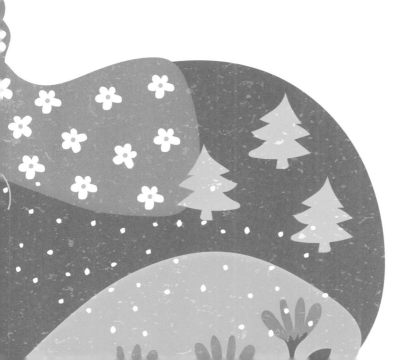

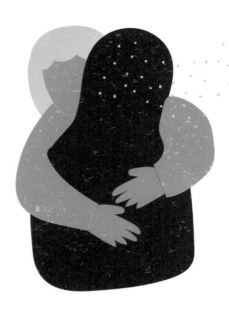

나는 스물다섯 살의 시스젠더(생물
학적 성별과 성 정체성이 일치하는 사람-
옮긴이) 여성으로, 아주 엄청나게
멋진 생리 경험을 해 왔다. 지금
피임약을 복용하고 있는데, 곧 중
단할 생각이다. 피임약 덕분에 안
정을 찾을 수 있었지만(더 어렸을 때
는 3주 동안 과다 월경이 지속되고 1주 휴
지기가 있었다) 어느새 10년 째 복용
하고 있다. 이제는 변덕스러운 이
작은 몸에 대한 통제를 풀어줄 때
가 됐다. 보통 나의 PMS는 생리
9~10일 전에 나타나 생리가 시작
될 때까지 지속된다. 자궁 통증, 고
통스러운 설사, 임신 4개월이라고

해도 믿을 만큼 부풀어 오른 배,
얼굴 뾰루지, 목과 등에 난 여드름,
그리고 상당한 규모의 수종 등 증
상은 매번 똑같다. 평소보다 에너
지와 체력이 떨어지기도 한다. 정
신적으로는 지옥이나 마찬가지다.
온 세상이 다 원망스러우면서 인
내심은 바닥을 드러내고, 우울하
며 예민하다. 계속 안심이 돼야 마
음이 편하고, 많은 애정이 필요하
다. 게다가 이 시기에는 내 몸이
너무 싫다. 평소에는 내 몸을 아
주 좋아하는데도 말이다. 이 멋진
증상들을 관리하고, 흐트러진 마
음을 가다듬기 위해 내가 사용하

는 방법은 다음과 같다. PMS가 아닌 다른 것들을 생각하고 내게 집중하기 위해 웨이트 트레이닝을 (평소보다는 약한 강도로) 한다. 또한 남자친구와 사랑을 하면서 통증을 줄이기 위해 마사지와 애무를 더 많이 한다. 또한, 배를 더 많이 부풀게 하지 않는 '부드러운 음식'만 먹고, 침대에 웅크린 채 다크 초콜릿을 실컷 먹으며 명상을 많이 한다. 그리고 무엇보다 이 시기가 얼른 지나가기를 기다린다. 정말로 힘든 시기이지만, 이 계정 운영자 덕분에 이제는 그게 뭔지 정확히 알게 되었다. 그러니 훨씬 더 나은 상태로 지낼 수 있다. 이 상황을 객관적으로 잘 받아들일 수 있게 된 것이다.

이 책의 초반에 언급했던 것들로 돌아가 보자. PMS에 관해 말하는 것은 전투적인 행동이다. 생리와 생리에 연관된 모든 것들은 아직 금기이기 때문이다. 누군가 대화를 할 때는 침묵하지 않고 서로 이해할 수 있는 이야기를 하는 게 자연스러운 일이다. 그러나 여전히 생리를 하는 많은 사람이 자신의 주기 문제에 대해 말하지 못하고 있으며, 이제는 바뀔 때가 되었다. PMS가 시작되었을 때 주변에 말을 하면 어깨에 지고 있던 큰 짐을 내려놓을 수 있다.

✳ 자신이 필요한 것을 표현할 것
✳ 숨지 않을 것
✳ 지지를 받을 수 있음
✳ 주변의 호의에 둘러싸일 수 있음
✳ 이 정도면 말해 볼 만함
✳ 이야기하는 것은 자신이 필요한 것을 표현한다는 뜻이기도 하며, 그러나 몸과 마음이 고통스러울 때는 자신이 필요한 게 무엇인지 제대로 알 수 없으므로 쉬운 일은 아님

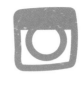

이야기하기

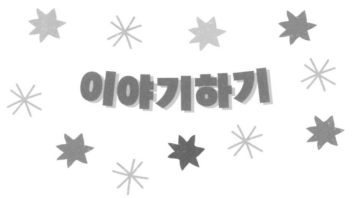

이 책을 읽고 나면 아마도 당신은 스스로에게 일어난 일들에 대해 더 잘 이해하고 명확히 파악할 수 있으며, 당신에게 필요한 것과 더 나아가 원치 않는 것에 대해서도 말할 수 있을 것이다.

PMS를 겪고 있는 중에는 가까운 주변 사람들에게 간단한 설명으로 자신의 상황을 공유하면 된다. 지금 PMS를 겪고 있으며 심한 경련이 있다, 머리가 너무 아프다, 공허한 느낌이 든다, 자신감이 아예 없어져 버렸다, 슬프다 등 이런 말만으로도 절반은 성공이다. 주변 사람도 당신의 몸이 좋지 않다는 걸 알게 되면 무력한 느낌을 덜 받을 수 있으니 말이다.

당신의 상황을 나아지게 하는 말도 해보자. 마사지, 포옹, 친절한 말, 칭찬이 필요하다고. 당신의 파트너나 친구들이 당신에게 무언가 해주기를, 좋은 말을 해주기를 기다리지 말고. 원하는 것, 필요한 것이 있다면 표현을 하자. 그게 훨씬 간단하다. 뭐가 뭔지 잘 모르겠어도 표현을 하면 된다. 무엇이 필요한지 모르겠지만 상태가 좋지 않다고 말하는 것 역시 주변 사람들에게 무슨 일이 있는지 알리는 방법이다. 조용히 혼자 있고 싶을 수도 있고, 반대로 친구나 연인과 함께하고 싶을 수도 있다. 그럴 때는 망설이지 말고 그들에게 부탁하자.

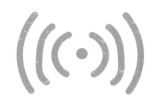

사실 이 입장도 결코 쉽지 않다. 매달 PMS를 겪는 누군가와 함께할 때는 어떻게 해야 할까?

무엇보다 "PMS 때문에 그렇게 짜증만 내는 거야?" 라든가 "대체 뭐가 문제야, 생리 중이야?" 같은 식의 언급이나 표현을 삼가야 한다.

그다음 '열린' 마음으로 이야기를 들어주고, 파트너나 친구가 표현하는 바를 이해해 줄 준비를 하는 게 좋다. 이런 종류의 주제를 이야기하는 게 쉬운 일은 아니니, "너무 오버하는 거 아냐?"라는 식으로 판단하려 들지 말자.

가장 중요한 점은 PMS를 겪는 사람이 당신에게 하는 말을 편견 없이 진심으로 들어주고 그 사람의 요구를 들어주는 것이다. 물론, 아무것도 해줄 수 없는 기분이 들 수도 있는데 그럴 때는 "당신에게 도움을 주기 위해서, 당신을 안심시킬 수 있도록 내가 무엇을 해주면 좋겠어?"라고 물어봐도 된다.

아니면 그저 옆에 있어 주거나, 안심시켜주고, 꽉 안아주거나, 욕조에 따뜻한 물을 받아줘도 되고 차 한 잔을 준비해주거나 마사지를 해줘도 된다. 당신이 호의적이고 사랑스러운 마음으로 대한다면 무엇이든 해줘도 좋다.

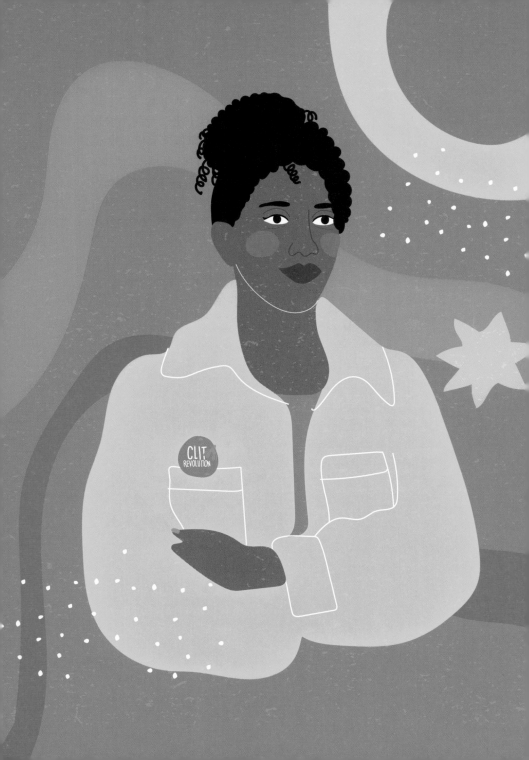

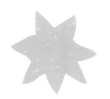

엘비르 뒤벨샤를
@Clitrevolution

본인 소개를 부탁한다.

나는 엘비르 뒤벨샤를이고 페미니즘 운동가이자 영화감독, 기자이자 작가다(맞다, 하는 일이 좀 많다). 성과 페미니즘을 이야기하는 다큐멘터리 시리즈 〈클리트 레볼루션Clit Revolution〉을 공동으로 제작했고, 이 시리즈의 일환으로 개설한 인스타그램 계정도 운영하고 있다. 최근에는 『페미니즘과 SNS, 사랑과 증오의 이야기Féminisme et réseaux sociaux, une histoire d'amour et de haine』라는 에세이를 펴냈다. 이 책을 통해 SNS가 어떻게 페미니스트 진영의 현저한 확대를 가져왔는지, 어떻게 페미니스트 계정들이 자본주의 목적으로 인수될 수 있었는지를 탐색했다.

PMS의 영향을 받는가? 만약 그렇다면 PMS가 어떤 식으로 나타나는지 설명해 달라.

내 생리 주기가 나의 감정들에 영향을 준다는 사실을 깨닫기까지 정말 오랜 시간이 걸렸다. 아마 생리 주기 관리 애플리케이션을 이용하기 시작한 때부터 모든 게 다 연관되어 있다는 사실을 알게 된 듯하다. 내 PMS 양상은 달마다 다르지만, 보통은 모순되는 신호들이 뒤섞여 나타난다. 나를 해치고 싶은 마음도 있고, 성욕도 증가하며, 생리 시작 몇 시간 전부터는 복통이 온다.

일상생활에서 PMS를 어떻게 조절할 수 있는가? PMS를 더 잘 파악할 수 있는 본인만의 비법이 있다면?

그게 PMS라는 걸 알게 된 것부터 도움이 되었다. 덕분에 이성적인 사고도 가능했다. "괜찮아. 절벽에서 뛰어내리고 싶은 마음이 드는 건 당연해. 지금 PMS가 온 거잖아. 지나갈 거야." 이런 말을 하면 좀 이상해 보일 수도 있겠지만, 곧 지나갈 것이고 호르몬 반응 때문이라는 사실을 알고 있는 것만으로도 많은 도움을 받았다. 그리고 몇 달 전부터는 식품 보조제를 먹기 시작했는데, 정말 효과가 좋았고 PMS도 상당히 많이 줄여줬다. 체이스트베리에게 신의 가호가 있기를!

PMS의 존재를 어떻게 발견하게 되었는가? 당신의 몸에서 벌어지는 현상들을 정의함으로써 조금이나마 안도할 수 있었는지 궁금하다.

생리 예정일을 예측하고, 내 피임 방법이 효과가 있는지 알아보려고 애플리케이션을 사용하면서 생리 주기를 지켜보기 시작했다. 앱에는 성관계를 한 날, 통증과 기분 등 많은 메모를 남길 수 있었다. 모든 사항을 기록하는 게 재미있었고, 덕분에 내 생리 주기의 개요를 볼 수 있었다. 동시에 SNS에서도 많은 자료와 정보들을 얻을 수 있었다. SNS에는 생리와 부인과 건강에 대해 말하는 계정들이 점점 많아지고 있어서 많은 것을 배울 수 있었고, 내 개인적인 경험과 다른 사람의 경험을 비교해 볼 수도 있었다. PMS를 정의하면서 변화 역시 받아들일 수 있었고, PMS는 지극히 자연스러운 일이라는 점. 그리고 주기에 나를 적응시켜야 한다는 사실을 깨달았다. 이제는 PMS를 나의 강점으로 만들려 노력한다. PMS 시기에는 중요한 결정이나 사건을 피하고, 생리 직후에 글쓰기 작업을 한다. 그때 나의 뇌는 최고로 창의적인 상태가 되고, 날개를 달고 날아다니는 기분이 들기 때문이다.

최근에 페미니즘과 SNS에 관해 쓴 책을 보았다. SNS가 생리에 관한 문제들에 영향을 줄 수 있고 관련 의학 발전에 도움을 줄 수도 있다고 생각하는가?

SNS가 근본적인 영향을 미칠 수 있다고 생각한다. 지금껏 의학 연구에서 큰 관심을 받지 않았던 주제이기 때문이다.

어쨌든 부인과 건강에 대

한 모든 주제는 여성의 성적 쾌락에 관한 주제들과 마찬가지로 사람들의 관심을 거의 받지 못한다. 일단, 여성이 관계되는 일이면 연구를 시작하는 것부터가 복잡하다. 학자들이 관심을 가지지 않아서라기보다는 연구비용을 어떻게 충당할 수 있을지 알 수 없기 때문이다.

〈Clit Revolution〉프로젝트를 진행할 때도 비슷했다. 다큐멘터리를 촬영하려고 했을 때 사람들은 주제가 대중적이지 않다고, 관심 갖는 사람이 아무도 없을 거라며 우선순위가 아니라고 말했다. 결국 여성의 섹슈얼리티에 대한 다큐멘터리를 제작하는 데 자금을 주고 싶지 않았던 것이다. 연구 분야도 크게 다르지 않다고 생각한다.

SNS는 이 주제가 관심을 받아 마땅하고, 엄청나게 많은 사람이 관계되어 있으며, 더 깊이 파 볼만한 뭔가가 있는 중요하고 진정한 문제라는 사실을 밝힐 수 있도록 해줬다.

개인적으로는 이런 주제를 다루는 SNS 계정들이 의료 전문가의 지식을 위주로 운영하지 않아서 좋다. 당신이 운영하는 계정처럼 개인의 경험을 토대로, 사람들의 서로 다른 경험담을 모아 소개한다는 점에서 너무 유익하다고 생각한다.

사람들의 경험담을 모으고 수집할 수 있다는 사실은 일종의 사전조사를 하는 셈이다. 또한 연구도 이뤄지지 않았고 의학계에서 무관심으로 일관하고 있으나, 많은 사람이 고통받는 현상이 분명 벌어지고 있다는 사실을 보여주는 것이다.

SNS에서 이 문제에 관해 이야기하는 계정이 많아질수록 이 문제가 더 많이 공유될 것이며, 결국 학자들과 연구비용을 대는 사람들이 '반드시 다뤄야 하고, 답을 찾아야 하는 주제가 있구나'라고 말하면서 관심을 가지게 될 것이다.

2017년 이후로 SNS에는 성 건강과 부인과 건강에 대한 사람들의 경험을 수집하는 트렌드가 나타나고 있다. 재미있는 사실은 이런 현상이 1970년대에 'self help' 운동(1970년대에 미국에서 벌어진 페미니스트 운동-옮긴이)으로 이미 존재했다는 점이다. 사람들의 경험담을 토대로 만들어진 성 건강에 관한 책 『우리의 몸, 우리 자신Notre corps, nous-même』의 인터넷 버전이라고 해야 할까. 1970년대에 페미니스트들이 주도했던 운동과 오늘날 또 다른 방식으로 행해지는 운동을 평행이론처럼 바라볼 수 있다는 사실이 매우 흥미롭다. SNS에서 벌어지는 운동의 장점은 익명성을 증대시켜서 사람들이 더 쉽게 이야기를 할 수 있게 만든다는 점이고, 또한 바이럴 및 전파 효과도 매우 크다.

온라인과 오프라인에서 활동하고 있는 페미니스트로서, 생리와 연관된 문제를 겪고 있는 사람들이 자신의 목소리를 낼 수 있도록 조언해 줄 수 있는가?

자기 목소리를 내기 위한 방법은 아주 많다. 반드시 전투적인 방법을 쓸 필요는 없고, 각자 자기 능력 범위 안에서 하면 된다.

예를 들어 숨기지 않고 솔직히 이야기하기, 모르는 사람에게 탐폰 하나를 달라고 부탁하는 것을 겁내지 않기 등은 생리와 연관된 모든 문제의 '금기를 없애는 일' 중의 하나가 될 수 있다. 치통이나 충치처럼 지극히 평범한 건강 문제를 이야기하는 것처럼 하면 된다.

생리 박스 설치 제안처럼 개별적인 시도를 확대할 필요도 있다. 어떤 방식이어야 하는지는 중요하지 않다. 이 주제가 주목받을 방법이면 된다. 사람들이 쉽게 언급하지 못하는 주제이기 때문에 누군가 거론하지 않으면 끝내 보이지 않게 된다. 몇 해 전부터 성 문제 등에 대해 거침없는 목소리가 점점 거세지고 있다. 하지만 생리와 관련한 문제는 여전히 금기로 남아

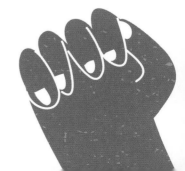

있으며, 생리는 '더럽다', '비위생적이다'라는 인식도 여전하다. 그래서 생리에 대해 말하는 것보다 오르가슴에 대해 말하는 게 훨씬 더 쉽다고 느껴지기도 한다.

어떤 주제를 잘 드러내고, 그 주제가 중요하다는 사실을 보여주려면 다른 방법보다 그저 그 주제에 대해 이야기하는 것이 핵심이다.

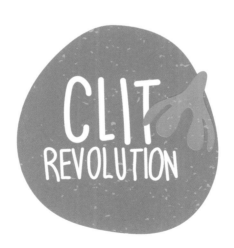

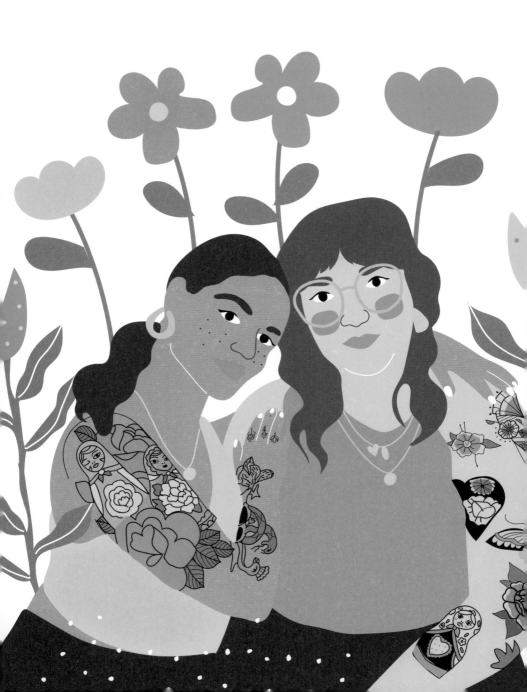

결론

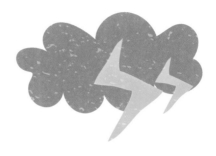

그리고 그다음에는······.

PMS를 더 잘 겪어내기 위해 자연 요법, 할머니의 비법, 작은 의식 등 수 많은 가능성을 탐색한 다음에는 어떻게 하면 될까?

딱 한 가지 할 일이 있다.

SNS에, 친구들에게, 가족에게, 연인에게, 귀를 기울일 준비가 된 사람들 에게, 그리고 가끔은 PMS와 아무런 상관이 없는 사람들에게, 또한 '오 버하지 마'라고 무시하며 일부러 믿지 않으려는 사람들에게도 이야기 하자.

관건은 바로 이것이다, 행동주의

현재 관건은 이 문제들을 우리 사회에서 가장 많은 관심을 받을 수 있는 수준으로 끌어올리는 것이다. 여기서 말하는 문제들이란 일차적으로 생리 및 PMS에 연관된 모든 문제를 뜻한다. 또한, 여기서 더 나아가 생리 빈곤 문제나 자궁내막증, 다낭성 난소 증후군에 걸린 사람들의 치료를 쉽게 해주는 문제까지도 포함한다.

이제는 세상이 우리와 함께해야 할 시간이자, 우리가 어쩔 수 없이 세상에 그럭저럭 적응하는 일을 멈춰야 할 때다. SNS를 통해서든 이 책을 통해서든 생리라는 주제를 다루는 것은 여전히 정치적이고 적극적인 행동을 요한다. 그러나 우리 모두 행동에 나설 수 있다.

페미니즘과는 거리가 먼 삼촌에게 생리 이야기를 하는 것. 그것이 바로 행동주의다.

공공장소에서 또렷하고 분명한 목소리로 여자 친구에게 "혹시 탐폰 있어?"라고 당당히 물어보는 것. 그것이 바로 행동주의다.

직장이나 학교에 생리용품 자판기를 설치하는 것. 그것이 바로 행동주의다.

관건은 바로 행동주의다. 각자가 자신이 할 수 있는 수준과 범위에서 행동하면 된다. 우리는 귀엽고 친절하고 조용한 인형 역할에 갇혀 있지 않을 권리가 있다. 우리의 분노는 정당하며, 받아들여질 가치가 있다.

이 책과 인스타그램 계정 @SPMtamère는 당신을 위한 당신의 미디어다. 이 톱니바퀴 안에서 나는 그저 메신저일 뿐이지만, 이는 내게 주어진 가장 아름다운 역할이다. 나는 서른두 살이지만, 어떤 면에서는 과거 페미니스트 세대인 듯 느껴지기도 한다. 지금의 인터넷이 그러하듯이 무한한 탐색의 매체를 처음으로 누렸던 페미니스트들 말이다. 나보다 젊은 세대들이 햇불을 들고, 자신들만의 코드로 메시지를 전하는 모습을 보는 것에서 무한한 행복을 느낀다. 중요하지 않은 전투는 없다. 당신의 분노, 그리고 변화를 만들고 싶은 마음은 그 무엇도 막을 수 없는 동력이다.

굿바이
PMS!

내가 처음 @SPMtamère 계정을 만들었을 당시 프랑스에서 PMS 문제를 다루는 곳은 전혀 없었다. 이 주제로 기사를 쓰는 언론 매체 역시 없었고 SNS를 비롯한 인터넷은 관련 정보를 아무것도 찾을 수 없는 거대한 사막 같았다. 자료를 찾으려면 영어로 된 사이트에 들어가야 했고, 조금의 정보를 찾는 데도 몇 시간을 검색해야 했다. 어떻게 보면 나는 이 계정을 통해 PMS라는 주제를 무대 앞에 세웠다고 할 수 있다. 하지만 아직도 해야 할 일은 너무 많이 남았다. 계정을 개설하면서 PMS라는 주제에 관해 이야기하고 싶어서 많은 언론사의 문을 두드렸지만, 대부분은 아예 답변하지 않거나 '대중적이지 않은 주제'에 대한 무관심을 드러내는 답변만 돌아왔다. 4년이 지난 후, 이제는 과거의 그 언론 매체들이 내게 연락해 PMS나 생리에 관한 이야기를 하고 싶어 한다. 이렇게 진전이 이루어지는 게 내게는 가장 큰 보상이다. 우리가 바라는 만큼 빠른 속도로 진전이 이뤄지지 않을 수도 있지만, 천천히 한 걸음씩 내딛다 보면 우리의 아픔도 완전히 이해받는 날이 올 것이다.

그리고 이 모든 노력을 통해 언젠가 우리의 삶을 바꾸려는 의학적인 발전도 이뤄지기를 희망한다.

이 책에 등장한 모든 사람의 조언 가운데 딱 하나만 고르라고 한다면, 그건 바로 정신적 통증이든 육체적 통증이든, 혼자서 통증을 감내하지 말라는 것이다. 당신이 경험하고 느끼는 것을 사소한 일처럼 치부하지 않는 사람들과 함께하고, 당신을 응원하고, 당신의 이야기를 들어주며, 진심으로 옆에 있어 주는 사람들을 만나자.

나에게 무관심한 사람들 때문에 불편해하며 살기에 인생은 너무 짧다. 우리는 감정의 화산이다. 그 감정들을 잘 이용해서 규칙을 바꾸고, 우리가 직접 게임을 이끌어 나가자.

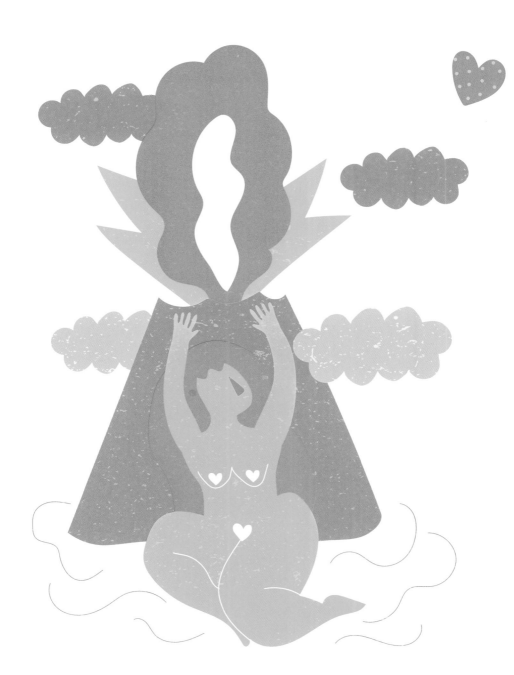

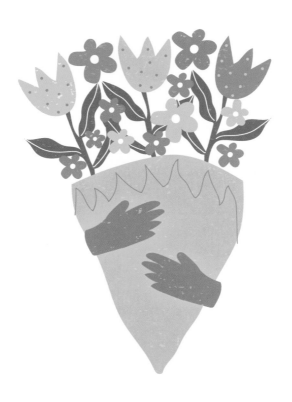

감사의 말

몇 해 전부터 SNS에서 나와 함께 해준 나의 다정한 인스타그램 커뮤니티에 특별한 감사를 전한다. 언제나 호의적인 모습으로 훌륭한 조언을 아끼지 않았으며, 내가 나의 몫을 해내며 성장하는 모습을 지켜봐 주었다. 여러분은 내게 가장 좋아하는 일을 직업으로 삼을 가능성, 그리고 감히 꿈꿀 수도 없었던 자유를 주었다. 늘 내 곁에 있어 줘서 정말로 고맙다. 내게 매우 중요한 이 주제에 생명을 불어넣어 주고, 나를 믿어 주고, 많은 경험담을 공유해 줘서 정말로 감사드린다.

나의 가장 소중한 친구이자, 자매이자, 가족이자, 나의 모든 것인 마리옹이 없었다면 지금까지 아무것도 이뤄낼 수 없었을 것이다. 영원히 사랑한다.

이 책을 쓰는 과정을 함께 해준 아멜리. 그녀는 길을 잃고 헤매던 내 머릿속 아이디어들을 올바른 길로 인도해 주었다.

감정 표현의 대가이자, 다재다능한 일러스트레이터이며, 여린 마음의 소유자인 내 친구 에브. 본인을 닮은 뛰어난 솜씨로 PMS를 그려줘서 고맙다.

각기 다른 인생 여정을 이야기해 준 멋진 사람들. 엘비르, 콜린, 프리실라, 에스텔, 알리오나에게 고맙다. 여러분의 이야기와 경험 공유, 각자의 SNS에서 이루어 낸 멋진 업적에 감사드린다.

교육, 글쓰기, 행동, 보여주기 등을 통해 노력한 나의 활동가 아델피아들에게 큰 감사를 전한다. 여러분이 없었다면 우리는 그 어떤 발전도 이루지 못했을 것이다. 여러분은 불이고, 포효하는 열정이며, 매일 내게 새로운 영감을 준다. 존재해 주어서 고맙다.

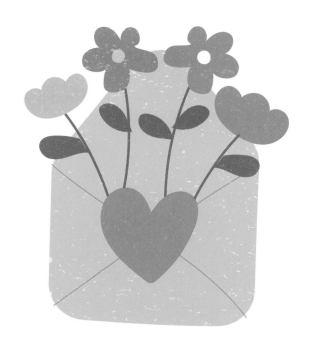

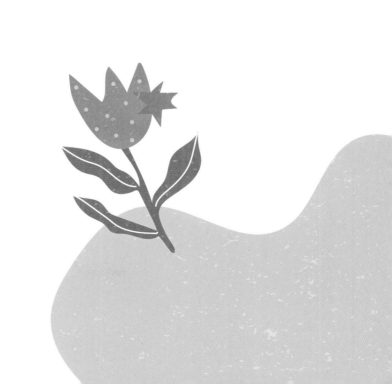

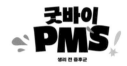

초판인쇄 2024년 02월 29일
초판발행 2024년 02월 29일

글 레슬리 그라노
그림 에브 장티옴
옮긴이 김자연
발행인 채종준

출판총괄 박능원
국제업무 채보라
책임편집 조지원
디자인 홍은표
마케팅 조희진
전자책 정담자리

브랜드 라라
주소 경기도 파주시 회동길 230 (문발동)
투고문의 ksibook13@kstudy.com

발행처 한국학술정보(주)
출판신고 2003년 9월 25일 제406-2003-000012호
인쇄 북토리

ISBN 979-11-6983-919-8 03510

라라는 건강에 관한 도서를 출간하는 한국학술정보(주)의 출판 브랜드입니다.
라라란 '흥겹고 즐거운 삶을 살다'라는 순우리말로,
건강을 최우선의 가치로 두고 행복한 삶을 살자는 의미를 담고 있습니다.
'건강한 삶'에 대한 이정표를 찾을 수 있도록, 더 유익한 책을 만들고자 합니다.